안전하고 편안하게 모시는 가족 돌봄 안내서

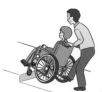
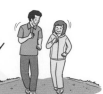
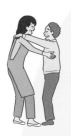

부모님이 나이 들고 아플 때
간병·간호 하는 책

그림으로 보는
간호 요령
완벽 해설

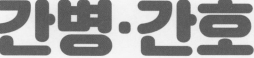
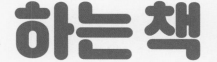

미요시 하루키 지음 | 장은정 옮김

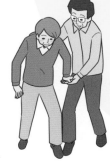
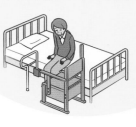
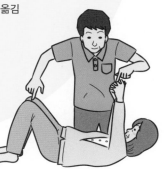

일어나기, 돌아눕기, 이동하기, 휠체어 타기,
보행, 식사, 배설, 목욕

보누스

『イラスト図解 いちばんわかりやすい介護術』(三好春樹)
ILLUST ZUKAI ICHIBAN WAKARIYASUI KAIGO JUTSU

Copyright © 2020 by Haruki Miyoshi
Original Japanese edtion published by Nagaokashoten, LTD., Tokyo, Japan
Korean edition published by arrangement with Nagaokashoten, LTD.
through Japan Creative Agency Inc., Tokyo and BC Agency, Seoul

사랑하는 부모님에게
안전하고 편안한 간호를

간호(간병)의 세계에 발을 들인 것은 내가 이십 대의 일입니다. 나는 핵가족의 외동이었기에 어르신들과 이야기를 나눌 기회도 별로 없었고, 살이 맞닿는 것을 싫어해서 의료나 간호와 관련된 일을 한다는 것은 생각해 본 적조차 없었습니다. 그런데 얼마 지나지 않아 간호의 참뜻을 깨닫게 되고 이후 이 세계에 매료되어 여기까지 왔습니다.

손발에 장애가 있거나 치매가 있는 어르신 대다수는 생활의 의욕을 잃은 분들입니다. 간호란 그런 사람들에게 한 번 더 살아보자는 마음을 되찾아주는 일입니다. 그래서 간호는 참으로 보람 있는 일입니다.

구체적인 가정 간병의 기술 또한 참으로 유익합니다. 내가 이쪽에 몸담기 시작했을 무렵에는 간호에 관련된 책이 많지 않았기 때문에 실전에서 부딪히면서 방법을 찾아야 했습니다. 그러다 보면 사람이 움직인다는 것의 심오함에 빠져들게 됩니다. 매뉴얼이 존재하지 않았

기에 노화의 정도나 장애에 따라, 그날의 컨디션을 고려해 그때그때 생각해서 실행하는 수밖에 없었습니다. 그래서 이 책에서 소개하는 간병 케어의 기술도 정답이 하나라고 생각하지 않습니다. 그 사람의 상태에 맞는 방법을 생각하며 고민하기 바랍니다.

운이 좋게도 나는 현장에서 4년 반 동안 몸소 체험한 뒤 물리치료사(PT) 양성학교에서 해부학과 생리학 등 간호에 필요한 기초를 공부할 수 있었습니다. 그래서 '아, 내가 현장에서 고민했던 문제의 근거가 여기에 있었구나' 하고 깨달을 수 있었습니다. 이후 신체의 철학자라 불려 마땅한 노구치 미치조 선생의 사상을 접하게 되면서 《원초생명체로서의 인간》 같은 저서를 통해 사람이 움직인다는 것의 불가사의함을 통감하게 되었습니다.

해부학에서는 사람의 움직임을 '근수축에 따른 파워'라고 가르칩니다. 한편 노구치 선생은 사람이 움직일 때 중요한 것이 '탈력(脫力)'이

3

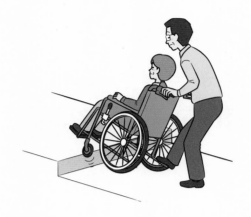

라고 말합니다. 서로 모순되어 보이는 주장을 모두 수긍할 수 있는 것이 간호라는 일입니다.

그 이유는 간호의 경험이 쌓여가는 동안 실감할 수 있으리라 생각합니다. 힘을 주려면 탈력이 필요합니다. 새로운 긴장을 위해서 일단 릴랙스가 필요한 것과 같은 맥락입니다. 그러면 간호인도 환자도 힘을 주는 것이 아주 짧은 순간이면 충분하다는 것을 알 수 있게 됩니다. 좋은 간호란 간호하는 사람과 간호를 받는 사람이 힘을 합쳐 만들어내는 예술이라 하겠습니다.

이 책에서는 돌아눕기, 일어나기, 일어서기 같은 일상 동작에 대해 셀프케어(혼자서 하는 방법) 방법과 간호인을 위한 케어 방법을 구체적인 그림으로 나타냈습니다. 그렇다고 해서 이 방식이 결코 매뉴얼은 아닙니다. 노화나 장애는 사람마다 모두 다르기 때문입니다. 물론 내가 오랜 현장 경험과 의학적·인간학적 근거를 바탕으로 간호의 기술을 소개하고 해설했습니다만, 간호 현장에서 아이디어를 내는 데 참고할 만한 하나의 제안이라고 생각하기 바랍니다.

이 제안을 바탕으로 당신의 아버지, 어머니, 소중한 사람을 위한 간호 방법을 만들어나갈 수 있으리라 생각하며 이 책을 바칩니다.

미요시 하루키

차례

제1장 부모님을 자리에서 일으켜 세우는 간호의 규칙

제2장 돌아눕기

제7장

식사 · 배설 · 목욕

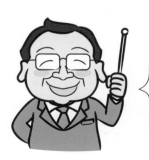

간호에 필요한 것은
힘보다 균형.
힘에 의지하지 않고
균형을 이용하는 것이 좋다.

○ 이 책의 활용법

이 책은 가정에서 가족을 돌보거나 간병하는 분, 간병·간호에 종사하는 분을 대상으로 '가정 간병의 기술'을 소개합니다. 이 책에서는 간병·간호하는 사람을 '간호인' 또는 '돌보는 사람'이라고 지칭하고, 간호를 받는 사람을 '환자' 또는 '어르신'이라고 표현했습니다. 구체적인 간병·간호 업무를 일컫거나 환자(또는 어르신)의 동작이나 행동을 보조할 때는 식사 케어, 목욕 케어와 같이 '케어'라고 지칭합니다.

간병·간호 일에 초보이거나 가정에서 간병을 담당하는 분이 범하기 쉬운 잘못된 케어 방법을 예로 들면서 왜 잘못된 방법인지 이유를 설명합니다. 또한 어르신과 간호인 모두에게 안전하고 부담이 적은 간병 케어를 위한 기초 지식과 실전 팁을 해설합니다. 보기 쉬운 일러스트를 곁들여 동작의 흐름을 한눈에 알 수 있게 구성했습니다.

초보 간호인이 범하는 잘못된 간병 케어 방식을 소개한다.

각각의 간호에 필요한 '사람의 생리학적 움직임'에 대해 그림을 곁들여 설명한다.

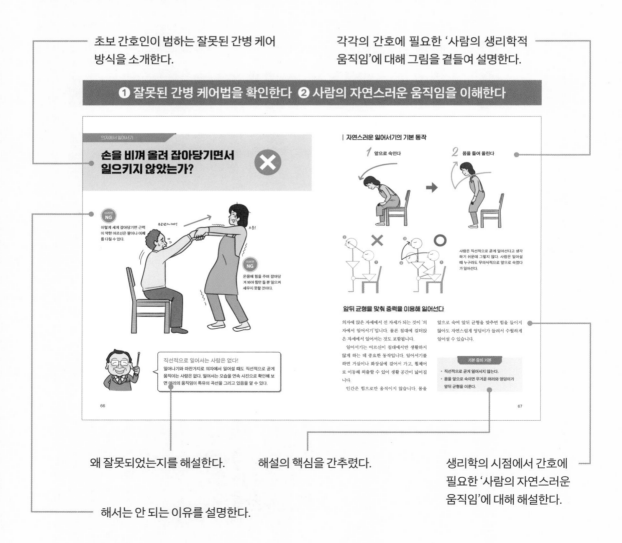

왜 잘못되었는지를 해설한다.

해설의 핵심을 간추렸다.

생리학의 시점에서 간호에 필요한 '사람의 자연스러운 움직임'에 대해 해설한다.

해서는 안 되는 이유를 설명한다.

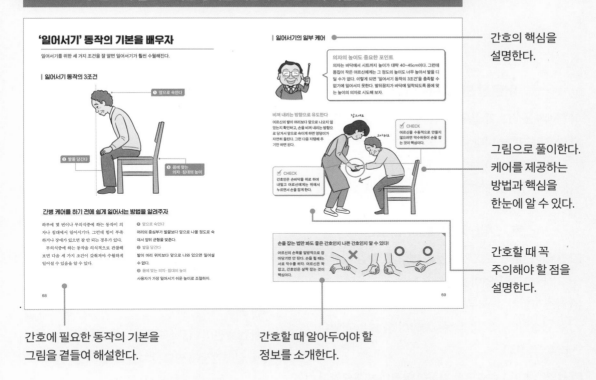

간호의 핵심을
설명한다.

그림으로 풀이한다.
케어를 제공하는
방법과 핵심을
한눈에 알 수 있다.

간호할 때 꼭
주의해야 할 점을
설명한다.

간호에 필요한 동작의 기본을
그림을 곁들여 해설한다.

간호할 때 알아두어야 할
정보를 소개한다.

❺ 간호의 흐름을 그림으로 쉽게 배운다

간호인의 도움이
필요한지 스스로
할 수 있는지를
표시한다.

집에서 이루어지는
간호의 핵심과
요령을 해설한다.

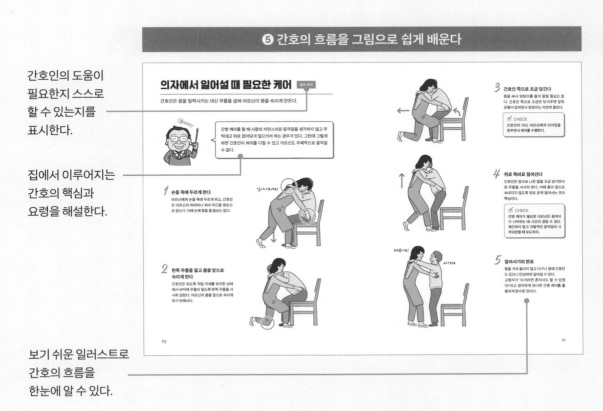

보기 쉬운 일러스트로
간호의 흐름을
한눈에 알 수 있다.

○ **이 책을 읽기 전 미리 알아두어야 할 것**

·········· **'어르신'의 의미에 대해서** ··········

이 책에서는 간호가 필요한 사람을 '어르신' 또는 '환자'라고 표기했습니다.

   물론 꼭 고령이 아니더라도 간호가 필요한 경우를 위한 케어법을 소개하고 있습니다.

·········· **간호, 간병, 케어(보조), 간호인** ··········

☐ **간호 :** 단순한 보조적 도움을 넘어 그 사람 곁에서 그 사람에게 무엇이 필요한지 찾아내고, 도와줄 방법을 고안하고, 커뮤니케이션을 하는 것이라고 할 수 있습니다. 즉 '생각하는 지팡이'가 되는 것입니다.(26쪽 참고)

☐ **간병 :** 사고나 질병으로 거동이 불편하거나 요양이 필요한 환자들, 고령의 어르신들에게 필요한 도움을 주는 일을 통칭했습니다.

☐ **케어(보조) :** 돌아눕기, 일어서기, 앉기 등 생활에 필요한 동작을 하지 못할 때 돕는 것은 보조적 도움이라고 할 수 있습니다.

☐ **간호인 :** 이 책에서는 어르신이나 환자를 돌보는 사람을 통칭해서 '간호인'이라 합니다.

·········· **셀프케어, 일부 케어, 전면 케어의 차이** ··········

☐ **셀프케어 :** 받침대나 손잡이, 돌봄 기구 등을 동원해서라도 어르신이 자력으로 움직일 수 있게 하는 것.

☐ **일부 케어 :** 어르신이 자연스럽게 움직이도록 일부 도와주거나, 움직임을 유도해 주는 것. 더 나아가 혼자 힘으로 움직이지 못하는 어르신에게 할 수 있는 것은 스스로 하도록 하되 자연스러운 움직임을 유도하고 도와주는 것.

☐ **전면 케어 :** 어르신이 스스로 할 수 있는 동작이 없어서 간호인이 어르신의 동작 전체를 돕는 것. 급성기 등 절대안정이 필요한 사람에게만 제공한다.

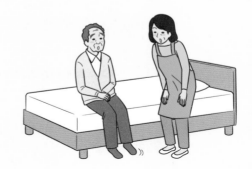

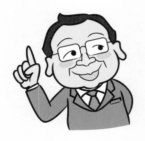

무엇이든 다 해준다고 좋은 간병·간호가 아닙니다. 어르신들이 스스로 할 수 있도록 가르쳐 자립을 촉진하는 것이 간병·간호의 기본입니다.

제 1 장

부모님을 자리에서
일으켜 세우는 간호의 규칙

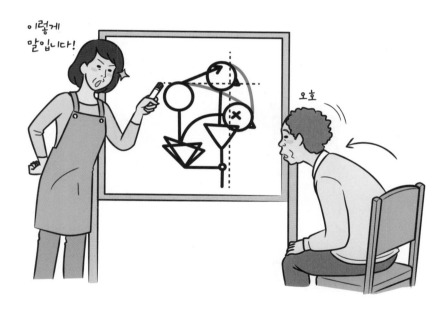

간호는 '힘이 필요한 것'
'뭐든 해줘야 하는 것'이라고 생각하고 있는가?
그런 착각에서 벗어나 부모님에게 도움이 되는
간호가 어떤 것인지 생각해 보자.

어르신의 능력을 이끌어내어
'자리보전을 예방하는 간호'의 다섯 가지 규칙

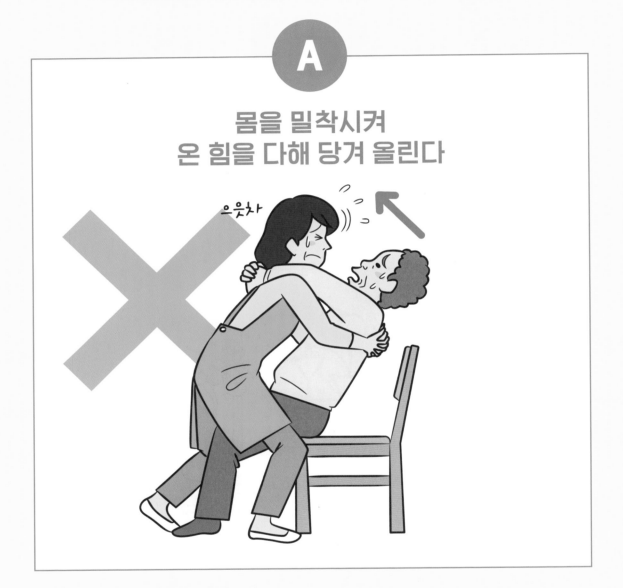

A

몸을 밀착시켜
온 힘을 다해 당겨 올린다

두 사람 모두 몸에 무리가 간다

'몸을 밀착시키는 것이 좋다'고 착각하고 있지는 않은가? 그런데 이렇게 힘으로 끌어 올리듯이 잡아당기면 간호인은 허리를 다칠 수 있고 어르신의 자발적인 동작을 방해하게 된다.

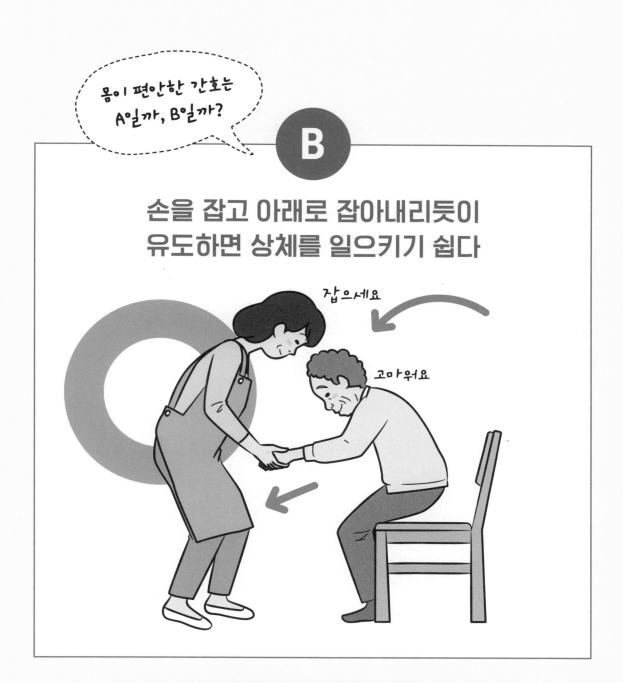

어르신의 능력을 잘 이끌어낼 수 있다

손을 잡고 끌어 올릴 것이 아니라 아래 방향으로 당겨보자. 어르신의 머리가 발보다 앞으로 나
오면 엉덩이는 자연히 뜬다. 온 힘을 다해 잡아당겨 올리는 힘의 10분의 1만큼으로도 일어서게
할 수 있다.

왜 그런지 해설은 다음 쪽에

사람을 물건처럼 다루면 안 된다!

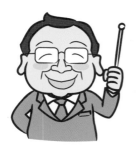

'물건'에는 물리학, '사람'에게는 생리학을 활용하자!
무거운 물건이나 짐 상자를 나를 때는 물리학의 법칙을 사용한다. 하지만 우리가 간호하고 보살피는 대상은 짐이 아니라 의지를 가진 사람이다. 이때 사용하는 것이 '사람의 자연스러운 움직임, 즉 생리학'이다.

어르신의 '자발적인 동작'을 가로막지 않고 생활 행위를 돕는 것이 간호의 대전제

짐을 한 지점에서 다른 지점으로 옮기는 것을 '운반'이라고 합니다. 짐이 무거우면 운반하기 어렵기에 크레인 같은 기계를 사용합니다. 간호를 이와 같이 생각해도 될까요? 어르신을 '운반'하다니요, 곤란한 표현입니다. 어르신은 짐이 아니니까요.

흔히 간호인이 어르신의 몸을 돌본다고 생각합니다. 그런데 돌보는 진정한 대상은 어르신의 '자발적인 동작'입니다.

스스로 일어서기, 걸어서 화장실에 가기, 식당에 가서 식사하기, 욕실까지 이동해서 욕조에 몸을 담그고 목욕하기와 같은 생활 행위를 돕는 것이 간호의 내용입니다.

그렇기에 우리가 간호를 제공할 때 잊지 말아야 할 대전제가 있습니다. 그것은 어르신의 '자발적 의지'입니다. 본인의 의지를 확인하지 않은 채 간호하면 어떻게 될까요?

"자고 있었는데 이불이 갑자기 젖혀지고 몸이 공중에 뜨는가 싶더니 휠체어로 어딘가로 보내져 정신을 차리고 보니 탈의실, 옷이 마구 벗겨지고 있었다". 이렇게 되면 '짐짝' 취급이나 다름없습니다. 이런 간호는 어르신의 자발성을 빼앗고 치매로 내몰 수 있습니다.

사람은 직선으로 움직이지 않는다

물건을 옮길 때는 지렛대를 쓰거나 크레인
에 매달거나, 중력에 저항해 곧바로 위로
들어올릴 수 있다.

하지만 사람은 그렇게 움직일 수 없다.
간호인이 힘들다고 간호 기구를 잘못 쓰면
어르신의 자발적인 동작을 방해하는 결과
를 가져올 수 있다.

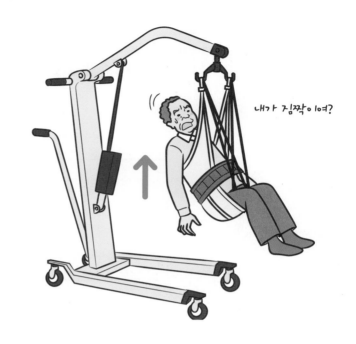

'몸을 밀착시키는' 동작은 이럴 때

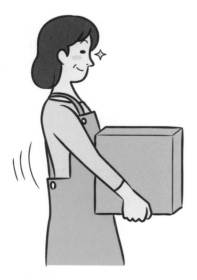

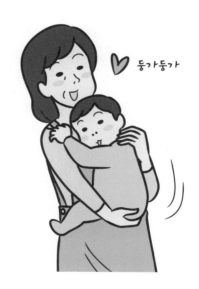

짐을 들 때는 '몸을 밀착시키는 것'이 정답이다. 왜냐하면
그래야 힘이 덜 든다. 될수록 몸 가까이 붙여서 짐을 들어
야 힘을 아낄 수 있다.

자세가 안정되지 않은 아기라면 몸을 밀착시켜서 안아야
한다.

간호할 때는
균형력을 이용하세요

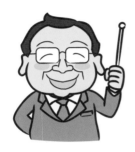

균형만 잘 잡으면 힘은 불필요하다!
사람의 움직임이 근력에서 온다고 생각하는가? 틀렸다. 사람이
움직일 때 중요한 것은 '균형력'이다. 그래서 생활 속 행위를 돕는
간호 케어도 근력이 아닌 균형력을 이용해야 한다.

균형이 잡혀 있으면 간호할 때 힘들지 않다
간호하는 사람도 괴로운 허리통증에서 해방된다!

내가 주창하는 가정간호학의 근거는 PT(물리치료사) 양성학교에서 배운 해부학입니다. 그리고 또 '노구치 체조'로 알려진 노구치 미치조(1914~1998) 선생의 영향을 많이 받았습니다.

노구치 선생은 중력에 저항해 근력을 발휘하는 것이 사람의 움직임이라는 종래의 사고를 비판하고 중력은 아군이며, 사람의 움직임에는 얼마나 힘을 빼는가가 중요하다고 이야기했습니다. 다음 쪽에서 소개하는 벽을 이용한 실험도 노구치 선생이 제시한 것입니다. 예전에는 간호 교육에서 간호인이 허리를 다치지 않기 위해 '몸을 밀착하기', '발의 위치를 더 앞으로'와 같은 지도가 이루어졌습니다.

그런데 중요한 것은 움직이고자 하는 주체인 어르신이 어떻게 움직이고 싶은가 하는 점입니다. 어르신의 동작에 균형이 잡혀 있으면 간호인은 대체로 힘을 쓸 필요가 없습니다. 반대로 균형이 잡혀 있지 않다면 간호인이 아무리 힘이 좋더라도 허리를 다칠 수가 있습니다.

※ 침대에서 휠체어로 옮겨 타는 동작 등에 꼭 필요한 일어서기 간호법의 핵심은 어르신의 몸 앞뒤 균형이 잡혀 있는가 아닌가입니다.
※ 침대에서 휠체어로 옮겨 타는 동작은 116쪽에서 소개

해보자!

손가락 하나로 일어나지 못하게 된다!?

균형에 문제가 생기면 움직일 수 없다는 것을 가르쳐주는 실험이다. 이마를 검지로 누르고 있을 뿐인데 의자에서 일어나지 못한다. 사람이 일어설 때 중요한 것은 몸의 앞뒤 균형이다.

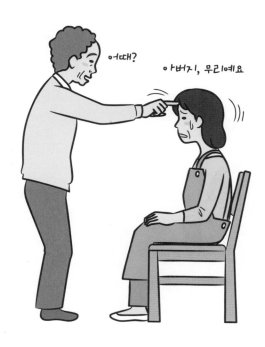

어때?

아버지, 무리예요

해보자!

벽이 있으면 다리를 움직일 수 없게 된다!?

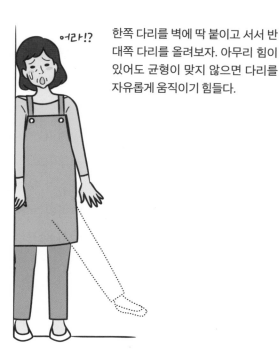

어라!?

한쪽 다리를 벽에 딱 붙이고 서서 반대쪽 다리를 올려보자. 아무리 힘이 있어도 균형이 맞지 않으면 다리를 자유롭게 움직이기 힘들다.

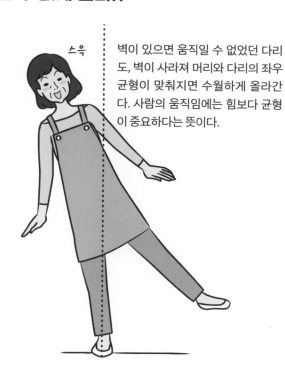

스윽

벽이 있으면 움직일 수 없었던 다리도, 벽이 사라져 머리와 다리의 좌우 균형이 맞춰지면 수월하게 올라간다. 사람의 움직임에는 힘보다 균형이 중요하다는 뜻이다.

자연스러운 움직임을 방해하지 않는다

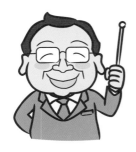

사람의 움직임은 독특한 곡선을 그린다

기계는 최단 거리를 직선으로 움직이지만 사람의 움직임에는 독특한 곡선이 생긴다. 이것을 '생리학적 곡선'이라고 부르는데 '자연스러운 움직임'을 뜻한다. 이 곡선을 간호 케어에 활용하면 많은 힘이 필요하지 않다.

사람의 자연스러운 '생리학적 곡선'을 이해하면 힘을 많이 쓰지 않고도 순조로운 간호가 가능하다

의자에서 제대로 일어서지 못해서 곤란을 겪는 어르신을 당신은 어떻게 도울 수 있을까요? 대다수는 양손을 잡고 무조건 위로 당겨 올리려고 할 것입니다.

그런데 이는 올바르지 않은 방법입니다. 당신은 어르신을 일으켜 세우려고 애썼을 뿐이고, 어르신도 결국 일어서겠지만, 장기적인 안목에서 볼 때 어르신에게 도움이 되는 행위라고는 말할 수 없습니다.

왜냐하면 그런 동작은 어르신에게나 간호인에게나 생리학적으로 자연스러운 방법이 아니기 때문입니다. 오히려 불필요한 힘을 쓰게 해 자력으로 일어서고자 하는 어르신의 움직임을 방해할 뿐입니다.

사람이 일어서는 동작의 흐름을 옆에서 관찰해 볼까요? 머리의 움직임을 보면 알기 쉽습니다.

왼쪽 위에 제시한 대로 일어설 때 머리는 비껴 내린 곡선을 그리며 떨어집니다. 그리고 머리의 중심부가 발끝보다 앞으로 나오면 무거운 엉덩이는 자연스럽게 들립니다. 머리는 거기서 V자 턴을 하여 다시 독특한 곡선을 그리며 일어섭니다.

이 '생리학적 곡선'에 따라 간호를 수행하는 것이 핵심입니다.

'생리학적 곡선'에 따라 간호를 수행하자

자연스러운 일어서기 동작

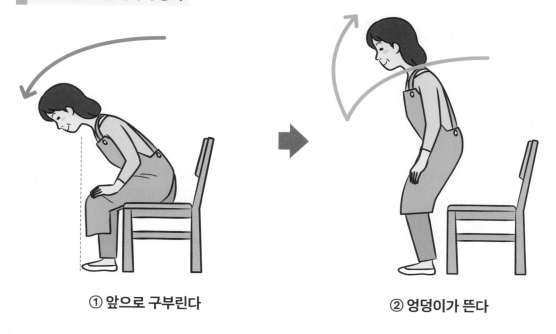

① 앞으로 구부린다

② 엉덩이가 뜬다

자연스러운 동작에 따른 케어

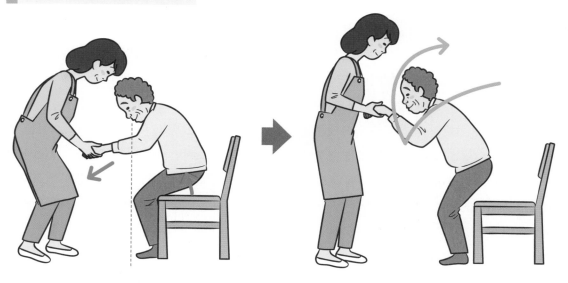

① 비껴 내리는 쪽으로 잡아당긴다

② 천천히 상체를 일으킨다

'전면 케어' 이전에
셀프케어의 방법을 생각하자

최소한의 간호가 스스로의 힘으로 움직일 수 있는 가능성을 높인다

못한다고 즉각 돕지 말자! 어떻게 해야 좋을지 몰라 난처해할 때는 가르쳐주고, 시간이 걸린다면 기다려주는 것이 간호의 대전제다. 못한다고 단정하고 전면적인 간호를 하려 하지 말고 일단 기다리자.

균형을 이용한 '자연스러운 움직임'을 가르치는 것이
셀프케어로 가는 첫걸음

내 어머니는 93세입니다. 치매는 없지만 보행기에 의지해야 겨우 이동할 수 있습니다. 아무래도 옆에서 누군가가 돌봐야 할 상황입니다.

어머니는 침대에서 스스로 일어나기가 힘들지만 자동으로 등을 세워주는 의료용 전동침대는 쓰지 않습니다. 전동침대가 일으켜주는 방식은 근력이 있는 젊은 사람들에게 가능한 움직임일 뿐 '자연스러운 움직임'이 아니기 때문입니다. '자연스러운 움직임'이란 아무리 체력이 약해도 스스로 할 수 있는 동작입니다.

예컨대 일어날 때 옆으로 돌아누워 팔꿈치와 손바닥으로 상체를 지지하면 윗몸을 일으킬 수 있습니다.※

내 어머니는 한쪽 팔꿈치를 세운 후에 반대쪽 손으로 무언가를 잡으면 앉을 수 있기에 나는 옆에서 내 손을 내어드립니다. 간호라곤 그게 전부입니다. 당겨주지 않아도 어머니는 스스로 일어나서 앉습니다.

먼저 간호를 받는 대상에게 '자연스러운 움직임'을 가르치면 좋습니다. 그리고 그 움직임 중 어느 부분이 어려운지 찾아내어 최소한의 도움을 줍니다. 이것이 간호 방법을 결정해 나가는 올바른 방식입니다. 그것을 반복한 결과 모친은 시간은 걸렸지만 다른 사람의 도움 없이도 일어날 수 있게 되었습니다.

※ 일어나기 동작은 45쪽에서 소개

'균형'을 이용한 '자연스러운 움직임'을 가르쳐주자

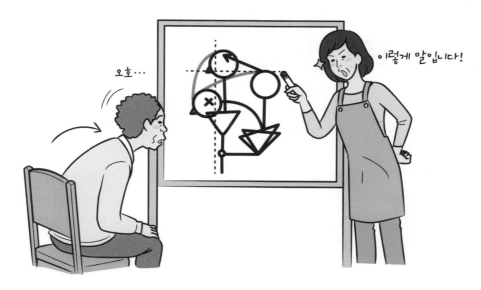

어르신들은 자신도 모르게 근력에 의지해 움직인다. 또 간호나 보조 없이는 움직이지 못한다고 착각하기도 한다. 하지만 '근력'이 아닌 '균형'을 이용한 자연스러운 움직임을 가르쳐주면 스스로 할 수 있다.

최소한의 도움으로 자가간호를 촉진하자

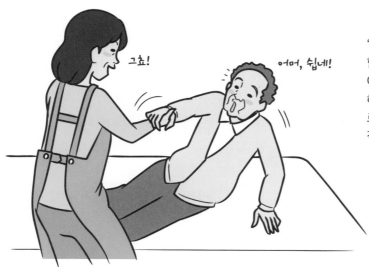

'자연스러운 움직임'을 가르쳐도 해내지 못할 수가 있다. 이때는 어디가 안 되는지 찾아내어 그 부분만 도와준다. 다 해준다고 해서 좋은 간호가 아니다. 간호는 최소한으로 해야 자립으로 이어지고 결국 스스로 움직일 수 있다.

할 수 있는 것을 활용해
그 사람다운 인생을

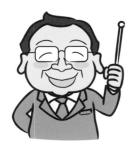

사람다운 인생을 함께 만들기 위해

노화나 장애와 관련된 간호는 '못하는 것'에 초점을 맞추는 것이 아니라 '할 수 있는 것'을 최대한으로 활용해 사람다운 생활이 가능하도록 해야 한다. 사람다운 인생을 함께 만들어나가는 것이 간호의 역할이다.

남은 능력을 최대한으로 활용해
자신다운 생활을 지속하는 것이 간호의 목적

뇌졸중으로 쓰러졌다고 가정해 볼까요? 구급차로 병원에 실려 가 치료를 받습니다. 이 시기를 '급성기'라고 하는데, 목숨이 달려 있기에 신속하게 치료해야 하는 시기입니다. '급성기' 다음은 '회복기'로 심신 기능을 회복하기 위한 훈련을 하면서 치유를 지향하는 시기입니다.

그리고 더는 좋아지지 않는 시기가 옵니다. 그 후에는 병이나 장애와 함께 살아나가야 합니다.

이 시기를 보통 '만성기'라고 하는데, 나는 긍정적인 인상을 줄 수 있도록 '생활기'라고 부를 것을 권장합니다. 입원 중에는 환자였지만 이제부터는 생활의 주인공이기 때문입니다.

급성기, 회복기일 때는 날마다 건강해지기 위해 의사와 간호사의 지시를 적극적으로 따르지만, '생활기'에는 여간해서는 긍정적이고 적극적인 마음가짐을 갖기 어렵습니다. 병이나 장애를 받아들이지 못하는 경우마저 있습니다.

이때 필요한 것이 '집에서 이루어지는 간호의 힘'입니다. 생활기에 진입한 사람은 현실을 인정하고 남은 능력을 최대한으로 발휘하면서 풍요로운 인생을 살아나가도록 해야 합니다.

가정 간병은 환자나 어르신과 함께 풍요로운 인생을 만들어나가는 창조적인 역할을 담당하는 셈입니다.

'못하는' 것을 포기하는 것도 긍정적인 대응

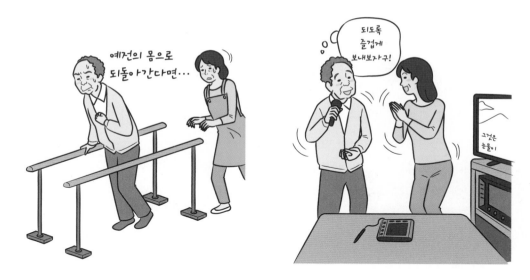

'못하는' 것을 '할 수 있게' 만드는 것이 의료의 목적이다. 그러나 노화나 장애는 받아들여야만 한다. 간호를 받아야 하는 현실을 잘 받아들여 앞을 바라보는 적극적인 태도가 필요하다.

환자가 '할 수 있는' 능력을 최대한 활용하자

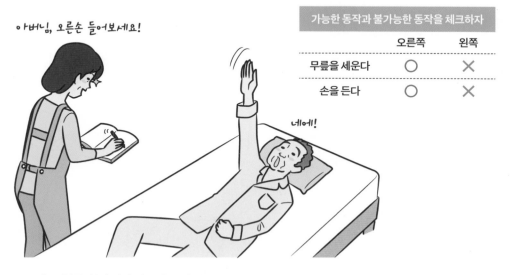

가능한 동작과 불가능한 동작을 체크하자		
	오른쪽	왼쪽
무릎을 세운다	○	✕
손을 든다	○	✕

의료가 '못하는' 것에 접근하는 데 반해 간호는 '가능한' 것에 주목한다. 환자가 '할 수 있는 것'을 찾아내서 능력을 이끌어내고 자신다운 생활을 하도록 하는 것, 그것이 기능을 떨어뜨리지 않는 최선의 방법이다.

간호는 '생각하는 지팡이'가 되어주는 일

움직이는 주체는 어르신

프랑스의 철학자 파스칼이 '인간은 생각하는 갈대다'라는 말을 남겼는데, 나는 '간호인은 생각하는 지팡이다'라고 말합니다.

우리가 간호하는 대상은 사물이 아니라 스스로 움직이고자 하는 주체이기 때문입니다. 지팡이를 다루는 것은 어르신의 몫입니다.

물론 간호인은 단순한 지팡이가 아닙니다. "산책하러 갈까요?" 하고 말을 건네는 지팡이이자, 만일의 경우에 재빨리 손을 내밀어주는 지팡이입니다.

지금까지 일방적으로 간호인은 해주는 쪽이고, 어르신은 받는 쪽이라고 여겨왔습니다. 하지만 이 관계성을 완전히 바꾸어 어르신을 주체로 삼아야 한다고 합니다. '간호인은 매개+계기'가 되어주면 그걸로 족하다고 생각합니다.

간호인에게 필요한 상상력

노화나 치매로 어르신이 주체로서의 기능을 제대로 수행하지 못하면 간호인이 나설 차례입니다.

어르신이 주체라 한들 요구를 전부 다 들어주는 것은 좋은 간호가 아닙니다. 며칠씩 밥을 먹지 않을 때 '어르신이 그렇게 하고 싶으니까'라는 이유로 방관한다면 건강을 해칠 수 있습니다.

왜 밥을 먹지 않는지, 어떻게 하면 식사하게 할 수 있을지, 본인이 무엇을 바라고 있는지, 나라면 어떻게 해주길 바랄지, 그러한 '상상력이 시험대에 오르는 지팡이'라 할 수 있습니다.

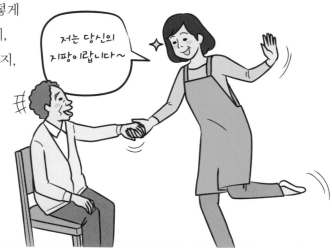

저는 당신의 지팡이랍니다~

제 2 장

돌아눕기

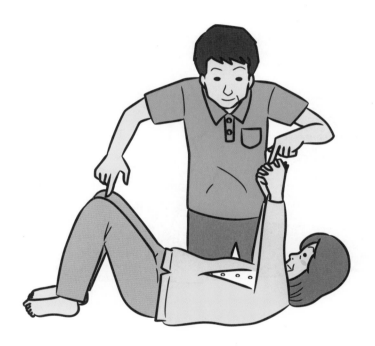

밤중에 몇 번이고 잠을 깨우는 돌려 눕히기는 힘든 간호이다.
그런데 '돌아눕기 동작의 3요소'만 알고 있으면 단숨에 짐을 덜 수 있다.
힘들이지 않고 손가락 하나면 가능한, 눈이 번쩍 뜨일 간호 기술을 소개한다.

자고 있는 사람을 옆으로 힘껏 돌려 눕히면 안 돼요!

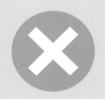

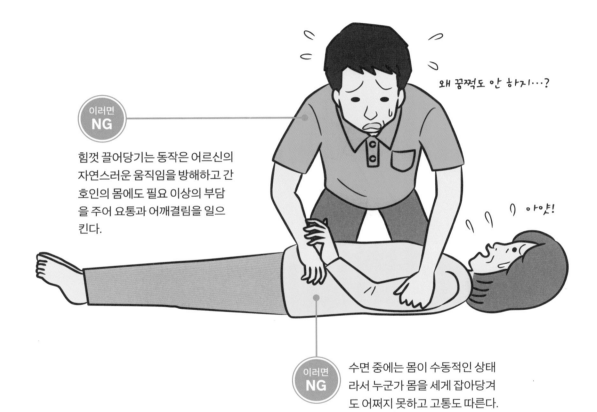

이러면
NG

힘껏 끌어당기는 동작은 어르신의 자연스러운 움직임을 방해하고 간호인의 몸에도 필요 이상의 부담을 주어 요통과 어깨결림을 일으킨다.

왜 꿈쩍도 안 하지…?

아얏!

이러면
NG

수면 중에는 몸이 수동적인 상태라서 누군가 몸을 세게 잡아당겨도 어쩌지 못하고 고통도 따른다.

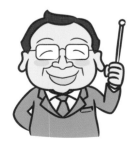

세 가지 동작으로 힘들이지 않고도 도울 수 있다!
어르신에게 아무것도 시키지 않으면 힘을 써야 하는 전면 케어에 이르게 된다. 돌아눕기는 하루에도 몇 번이나 이루어지는 동작이다. 자력으로 돌아눕기를 하고자 하는 움직임을 이끌어내는 케어가 필요하다. 그래야 서로의 부담을 줄일 수 있다.

돌아눕기의 기본 동작

왼쪽으로 돌아누울 때

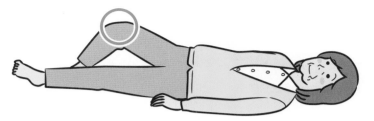

1 오른 무릎을 세운다

오른 무릎을 살짝 세워서 왼쪽으로 조금씩 기울인다.

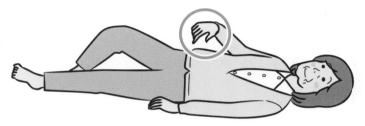

2 오른팔을 올린다

오른팔을 살짝 들어 올려 상체를 왼쪽으로 움직인다. 사람에 따라서는 1, 2의 순서가 바뀔 수 있고, 또 동시에 이루어지기도 한다.

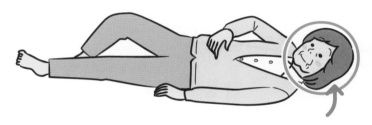

3 머리를 든다

움직임이 잘 보이지 않을 수 있지만 머리를 조금 들어서 왼쪽을 본다.

일단 우리가 어떻게 돌아눕는지 확인하자

우리가 무의식중에 움직이는 돌아눕기 동작을 관찰해 보세요. 그 동작 속에 자립과 돌봄 케어를 위한 힌트가 들어 있습니다.

위 그림과 같이 왼쪽으로 돌아누울 경우, 먼저 몸의 어느 부분이 가장 먼저 움직이는지 보세요. 사람에 따라 순서나 동작의 크기는 다르겠지만, 다음 세 가지 움직임이 선행되고 있음을 알 수 있습니다.

① 오른 무릎을 세운다. (오른 무릎관절, 오른 엉덩관절의 굽힘)

② 오른팔을 올린다. (오른 어깨관절의 굽힘)

③ 머리를 든다. (목관절의 앞굽음)

이 세 가지 동작 없이 힘으로만 돌려 눕히면 몸에 부담을 줍니다. 특히 무릎을 세우는 동작은 허리를 보호하기 위한 움직임이므로 반드시 거쳐야 합니다.

> **기본 중의 기본**
>
> • 무의식적인 동작에 돌봄의 힌트가 있다.
> • 돌아눕기를 할 때 선행하는 움직임은 무릎을 세운다 ▶ 팔을 올린다 ▶ 머리를 든다.

'돌아눕기' 케어의 기본을 배우자

무의식중에 하는 돌아눕기 동작을 떠올리면서 과장된 몸짓으로 재현해 보자.

▌돌아눕기 동작의 3요소

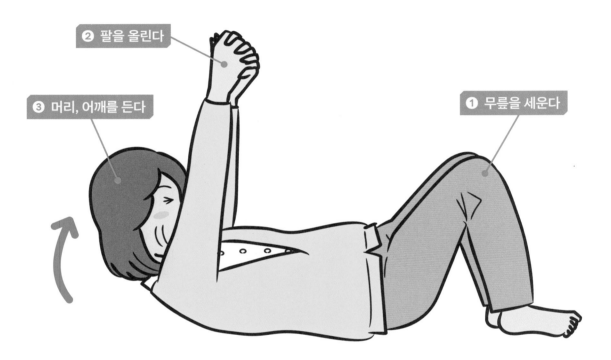

❷ 팔을 올린다

❸ 머리, 어깨를 든다

❶ 무릎을 세운다

세 가지 요소만 알아도 돌아눕기가 수월해진다

앞서 돌아눕기에는 세 가지 동작이 선행된다는 것을 알았습니다. 우리가 소소한 동작으로도 돌아눕기가 가능한 것은 체력이 있고 장애가 없기 때문입니다.

케어가 필요한 사람에게는 '돌아눕기 동작의 3요소'를 과장되게 시켜보면 좋습니다. 과장된 '돌아눕기 동작의 3요소'를 정리하면 다음과 같습니다.

① 양 무릎을 최대한 세운다.

② 양팔을 최대한 올린다.

③ 머리, 어깨를 최대한 든다.

돌아눕기는 좌우를 가리지 않고 하기에 양손발을 모두 사용합니다. 위 그림을 참고하세요. 실제로 아기가 돌아누울 때의 자세와 매우 비슷합니다. 아기에게서 자연스러운 움직임을 배우면 좋습니다.

돌아눕기 케어를 연습해 보자

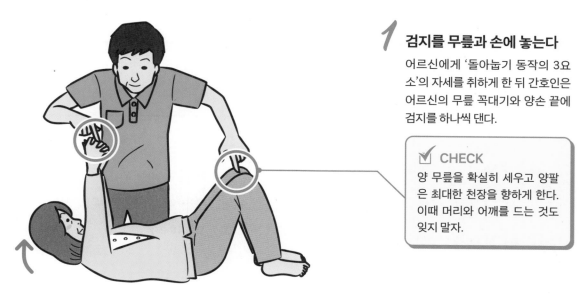

1 검지를 무릎과 손에 놓는다

어르신에게 '돌아눕기 동작의 3요소'의 자세를 취하게 한 뒤 간호인은 어르신의 무릎 꼭대기와 양손 끝에 검지를 하나씩 댄다.

☑ **CHECK**
양 무릎을 확실히 세우고 양팔은 최대한 천장을 향하게 한다. 이때 머리와 어깨를 드는 것도 잊지 말자.

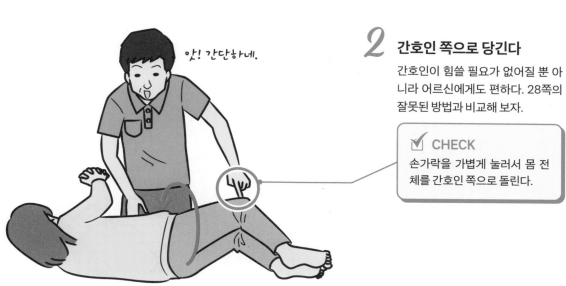

앗! 간단하네.

2 간호인 쪽으로 당긴다

간호인이 힘쓸 필요가 없어질 뿐 아니라 어르신에게도 편하다. 28쪽의 잘못된 방법과 비교해 보자.

☑ **CHECK**
손가락을 가볍게 눌러서 몸 전체를 간호인 쪽으로 돌린다.

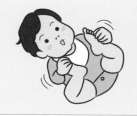

아기에게 배우는 돌아눕기 요령

아기도 양발과 양손을 올리고 머리를 최대한 드는 방식으로 돌아눕는다. 이것이 돌아눕기를 스스로 하는 법이다. 아기는 시야에 들어오는 자신의 발을 입에 넣고자 버둥거리다가 돌아눕게 된다.

반신마비인 사람이 자력으로 돌아누울 때 셀프케어

안 되는 부분은 포기하고 할 수 있는 부분을 이끌어내는 것이 핵심이다.

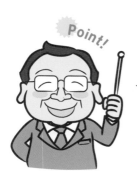

Point!

마비가 있다고 해서 갑자기 전면 케어를 진행하려 해선 안 된다. '돌아눕기 동작의 3요소'(30쪽 참고)를 떠올리자. 3요소 가운데 할 수 있는 것과 없는 것을 확인해보자.

왼쪽 반신마비인 사람이 할 수 있는 것 & 못하는 것

❶ 무릎을 세운다	오른 다리 ○	왼 다리 ✕
❷ 손을 올린다	오른손 ○	왼손 △
❸ 머리를 든다	○	

※ ○ = 할 수 있는 것, △ = 어중간, ✕ = 못하는 것

반신마비인 사람의 돌아눕기 동작의 3요소

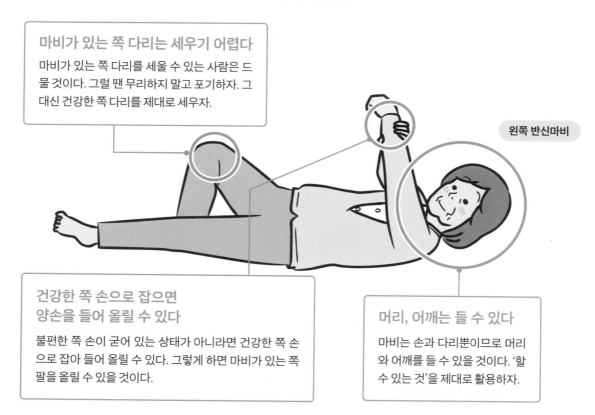

마비가 있는 쪽 다리는 세우기 어렵다

마비가 있는 쪽 다리를 세울 수 있는 사람은 드물 것이다. 그럴 땐 무리하지 말고 포기하자. 그 대신 건강한 쪽 다리를 제대로 세우자.

왼쪽 반신마비

건강한 쪽 손으로 잡으면 양손을 들어 올릴 수 있다

불편한 쪽 손이 굳어 있는 상태가 아니라면 건강한 쪽 손으로 잡아 들어 올릴 수 있다. 그렇게 하면 마비가 있는 쪽 팔을 올릴 수 있을 것이다.

머리, 어깨는 들 수 있다

마비는 손과 다리뿐이므로 머리와 어깨를 들 수 있을 것이다. '할 수 있는 것'을 제대로 활용하자.

해보자! **반신마비인 사람의 돌아눕기 셀프케어법**

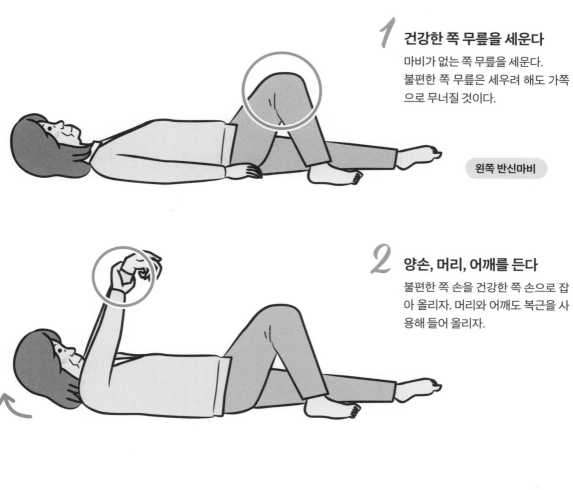

1 건강한 쪽 무릎을 세운다

마비가 없는 쪽 무릎을 세운다.
불편한 쪽 무릎은 세우려 해도 가쪽
으로 무너질 것이다.

왼쪽 반신마비

2 양손, 머리, 어깨를 든다

불편한 쪽 손을 건강한 쪽 손으로 잡
아 올리자. 머리와 어깨도 복근을 사
용해 들어 올리자.

3 옆을 향한다

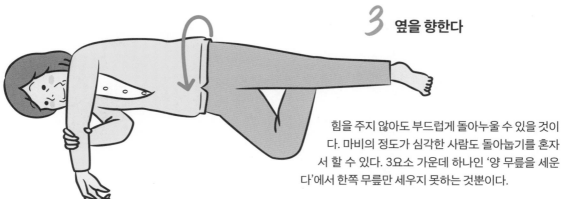

힘을 주지 않아도 부드럽게 돌아누울 수 있을 것이
다. 마비의 정도가 심각한 사람도 돌아눕기를 혼자
서 할 수 있다. 3요소 가운데 하나인 '양 무릎을 세운
다'에서 한쪽 무릎만 세우지 못하는 것뿐이다.

그래도 녹록지 않을 때 (일부 케어)

1 '돌아눕기 동작의 3요소' 가운데 할 수 있는 것을 하게 한다

반신마비인 사람이 3요소를 잘 수행하지 못한다면 팔이 굳어서 들어 올리지 못하거나, 복근이 약해서 어깨를 들어 올리지 못하는 것일 수 있다. 그래도 머리를 들 수 있을지 모른다. 할 수 있는 동작을 찾아내자.

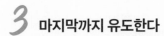

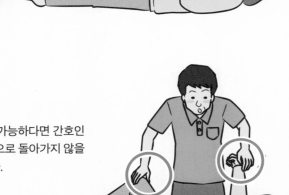

2 팔과 무릎을 당긴다

건강한 쪽 팔 올리기와 무릎 세우기가 가능하다면 간호인 쪽으로 당겨준다. 그래도 몸 전체가 옆으로 돌아가지 않을 때는 어깨와 허리에 손을 얹고 당겨준다.

3 마지막까지 유도한다

무릎, 팔, 머리, 어깨가 확실하게 들려 있을수록 돌아누운 자세가 안정된다. 무릎을 굽히고 팔을 앞으로 뻗은 상태가 되어 균형을 맞추기 쉬워지기 때문이다.

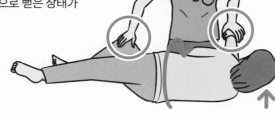

스윽!

Q 반신마비가 있는 사람은 마비된 쪽과 그렇지 않은 쪽 중 어느 쪽으로 돌아누워야 할까?

A. '돌아눕기 동작의 3요소'를 이용하면 한쪽 팔다리에 심한 마비가 있어도 돌아눕기가 가능하다는 것을 알게 되었으리라 생각합니다.

돌아누울 수 있게 되면 욕창이 생길 일도 없습니다. 그러니 '욕창 예방'을 위해서 에어매트를 쓰지 말아야 합니다. 에어매트를 사용하면 몸을 움직이기 어려워집니다.

그렇다면 반신마비인 사람은 마비가 온 쪽, 그렇지 않은 쪽 중 어느 쪽으로 돌아누워야 본인에게 좋을까요?

결론부터 말하면 어느 쪽도 상관없습니다. 마비된 쪽이 깔리면 좋지 않다고 배운 분도 있을 텐데 그것은 의식이 없을 때뿐입니다. 스스로 돌아누울 수 있다면 마비된 쪽이 잠시 눌려도 상관없습니다.

그런데 전문가는 마비되지 않은 쪽으로 돌아눕는 연습을 권합니다.

왜냐하면 마비되지 않은 쪽으로 돌아누우면 굉장한 득이 있기 때문입니다. 바로 자리보전 상태를 탈출하는 첫걸음인 '일어나기'라는 동작으로 이어지게 된다는 점입니다. 일어날 수 있게 되면 반신마비를 이유로 자리보전을 하게 되는 일은 없을 테니까요. 그 방법은 제3장에서 소개합니다.

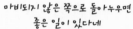

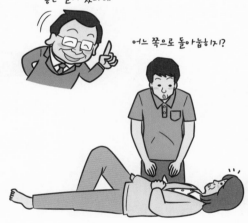

마비된 다리를 혼자 힘으로 받쳐 올린 뒤 돌아누우면 안 된다 ✕

마비되지 않은 쪽 다리로 마비된 쪽 다리를 받쳐 올린 뒤 그것을 휘돌려서 돌아누우라고 가르치던 때가 있었다. 마비되어 납덩어리처럼 무거워진 다리를 받쳐 올리는 동작은 허리 통증을 유발하기에 삼가야 한다.

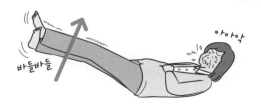

하반신마비인 사람이 돌아누울 때 셀프케어

하반신을 전혀 못 쓰는 경우라도 상반신의 힘을 이용해 자력으로 돌아누울 수 있다.

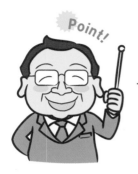

Point!

하반신마비인 사람은 3요소 중 '무릎 세우기'를 못하지만 손을 올리고 머리와 어깨를 드는 것은 가능하다. 간호인은 상대의 상태를 보고 부족한 힘을 보태주면서 유도하도록 하자.

하반신마비인 사람이 할 수 있는 것&못하는 것	
❶ 무릎 세우기	✕
❷ 손 올리기	○
❸ 머리 들기	○

※ ○ = 할 수 있는 것, △ = 어중간, ✕ = 못하는 것

1 양팔과 머리를 돌아누울 방향과 반대쪽으로 쏠리게 한다

양 무릎을 세우지 못하지만 양팔은 들어 올릴 수 있을 것이다. 양팔을 반대쪽으로 비껴 올리며 크게 넘기고, 그 반동으로 휘두르면서 비껴 내린다.

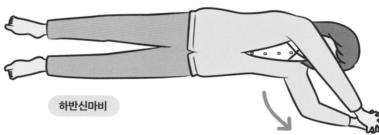

하반신마비

2 돌아눕고 싶은 방향으로 팔을 크게 내리찍는다

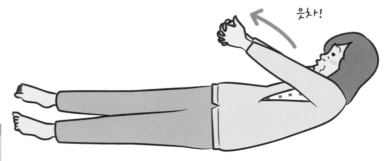

으차!

될 듯 안 되는 사람에게는

속이 채워진 페트병을 쥐고 휘두르게 한다. 무게에 따른 반동으로 돌아누울 수 있다.

머리와 어깨도 들 수 있을 것이다. 양팔을 휘둘러 내리면서 머리와 어깨를 일으킨다. '상반신 ▶ 엉덩이 ▶ 다리' 순으로 몸이 따라오면서 돌아눕기가 가능해진다.

그래도 녹록지 않을 때 (일부 케어)

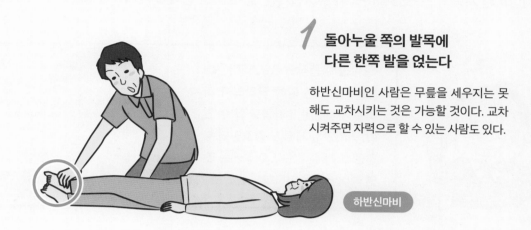

1 돌아누울 쪽의 발목에 다른 한쪽 발을 얹는다

하반신마비인 사람은 무릎을 세우지는 못해도 교차시키는 것은 가능할 것이다. 교차시켜주면 자력으로 할 수 있는 사람도 있다.

`하반신마비`

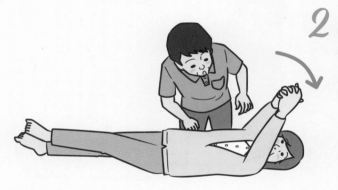

2 돌아누울 방향의 반대쪽으로 쏠리게 한다

양손을 올려 상반신을 반대쪽으로 크게 쏠리게 한다.

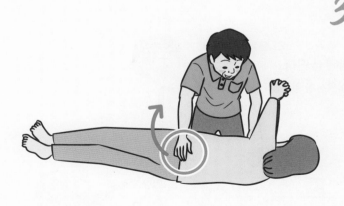

3 돌아누울 방향으로 팔을 크게 휘두른다

반동을 이용해 돌아누우려는 쪽으로 팔을 휘두른다. 간호인은 어르신의 엉덩이가 들리는 순간에 맞춰 가볍게 허리를 당겨주자.

사지마비인 사람이 돌아누울 때 일부 케어

사지마비인 사람이 스스로 돌아눕기는 어렵지만 할 수 있는 동작을 찾아서 돕자.

Point!

'돌아눕기 동작의 3요소' 가운데 '머리 들기'는 양쪽 팔다리가 마비된 사지마비인 사람도 할 수 있다. 머리만 들게 해도 간호인의 부담은 크게 줄어든다. 어떻게든 전면 케어만큼은 피하자.

사지마비인 사람이 할 수 있는 것&못하는 것	
❶ 무릎 세우기	×
❷ 손 올리기	×
❸ 머리 들기	○

※ ○ = 할 수 있는 것, △ = 어중간, × = 못하는 것

1 돌아누울 쪽의 발목에 다른 쪽 발을 얹는다

오른쪽으로 돌아눕고 싶다면 간호인은 어르신의 왼발을 오른 발목 위에 얹어 교차시킨다.

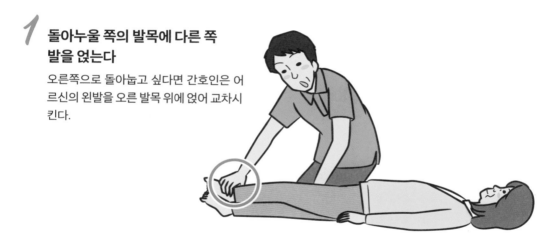

2 돌아누울 방향의 반대쪽 손을 배에 올린다

오른쪽으로 돌아누울 경우 간호인은 어르신의 왼손을 배 위에 올린다.

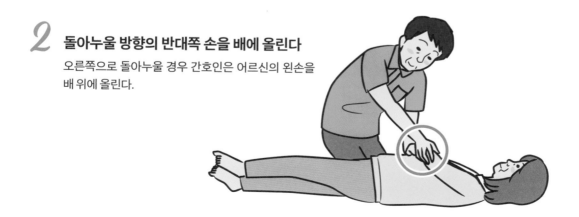

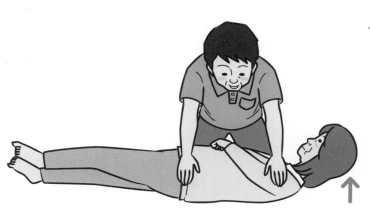

3 머리, 어깨를 들게 한다

어르신에게 머리와 어깨를 들게 한다. 사지마비인 사람 중에는 복근이 조금 마비된 사람도 있지만 할 수 있는 것은 얼마든지 있다.

> ☑ CHECK
>
> 할 수 있는 것은 되도록 환자가 직접 하게 한다.

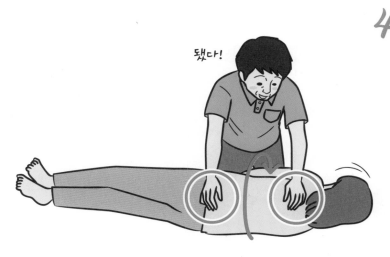

됐다!

4 어깨와 허리에 손을 대고 천천히 간호인 쪽으로 당긴다

어깨와 허리를 앞으로 당겨서 옆으로 눕게 한다. 머리와 어깨가 들려 있으면 힘을 쓰지 않고 손쉽게 할 수 있다.

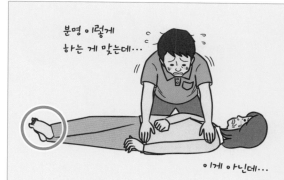

분명 이렇게 하는 게 맞는데...

이게 아닌데...

머리와 어깨를 들면 케어에 드는 힘이 40퍼센트 줄어든다

학교에서도 몸을 움직이지 못하는 사람의 체위를 변환할 때 한쪽 발을 교차시키고 한 손을 배 위에 얹어 어깨와 허리를 당기라고 한다. 하지만 머리와 어깨를 들게 하지는 않는다. '돌아눕기 동작의 3요소'를 사용한 돌아눕기를 할 때 머리와 어깨를 들면 케어에 드는 힘을 40퍼센트나 아낄 수 있다. 간호는 본인이 할 수 있는 것을 하도록 도우며 협력하는 것이 중요하다.

아기의 움직임에서 배우는 기본 동작

■ 아기의 돌아눕기

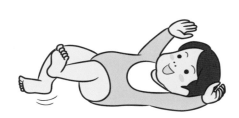

아기는 위를 보고 누운 채 손발을 버둥거린다. 물론 무의식중에 말이다. 이것은 중력에 저항하는 움직임 이다.

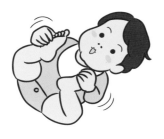

구강기의 아기는 시야에 들어온 자기의 발끝을 손으로 잡아 입에 넣으려고 한다. 이때 머리가 자연히 들린다.

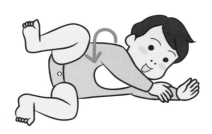

손과 발, 머리가 들리면 몸이 옆으로 스윽 돌아간다. 아기는 어리둥절한 상태지만 자력으로 옆을 보고 누울 수 있게 된 순간이다.

■ 돌아눕기 기본 동작

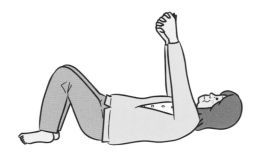

어르신이 돌아누울 때도 아기의 동작과 같다. 무릎을 세우고, 손을 들어 중력에 저항하는 움직임에서 시작된다.

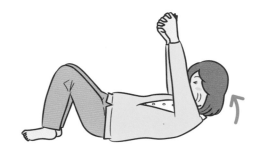

아기와 같이 양팔을 공중으로 들어 올릴 필요는 없다. 자칫 허리를 다칠 수 있기 때문이다. 하지만 가능하다면 머리와 어깨는 들자.

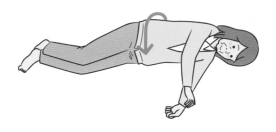

아기와 마찬가지로 힘을 쓰지 않아도 몸은 옆으로 돌아간다. 돌아눕기를 혼자 하는 방법은 '일어나기 = 탈자리보전'으로 가는 첫걸음이다.

아기가 서기까지

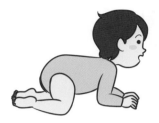

아기가 잘하는 네발기기다. 맨 처음에는 팔꿈치로, 다음에는 손과 무릎으로 기며, 스스로 움직이면 좋아서 어쩔 줄 모른다.

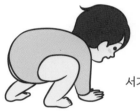

아기의 양 무릎이 바닥에서 떨어지고, 엉덩이가 들린 채 양손과 양발을 이용해 움직이게 된다. 네발서기 자세라고도 한다.

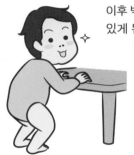

이후 벽이나 가구를 짚고 일어설 수 있게 된다. 이때부터 혼자 걸을 수 있게 되기까지는 조금 더 시간이 걸린다.

바닥에서 일어서는 기본 동작

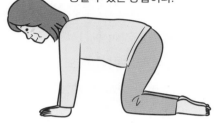

앉은 자세에서 몸의 방향을 바꾸어 네발기기 자세를 만든다. 안심하고 안정적으로 이동할 수 있는 방법이다.

어르신도 네발서기 자세를 취할 수 있다. 두려움을 느낀다면 양손을 받침대나 의자 시트에 짚어 지지하게 한다.

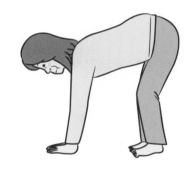

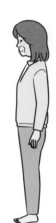

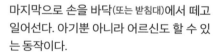

마지막으로 손을 바닥(또는 받침대)에서 떼고 일어선다. 아기뿐 아니라 어르신도 할 수 있는 동작이다.

무의식적인 움직임은 무리가 가지 않는 움직임

돌아눕기 동작의 3요소, 즉 무릎 세우기, 팔 올리기, 머리·어깨 들기 등은 혼자 하든 도움을 받든 환자의 움직임을 위한 핵심입니다.

사실 이 움직임은 아기가 뒤집을 때의 움직임과 같습니다. 단, 아기는 발이 아직 무겁지 않아 양발을 공중으로 들어 올릴 수 있다는 점이 어르신과는 다릅니다. 네발기기나 네발서기 자세를 거쳐 일어서는 아기의 발달 과정 속 움직임도 일어서기 케어의 동작과 공통점이 많습니다. 즉 혼자 하기를 시도하든 도움을 받든 기본 동작은 아기가 무의식중에 하는 움직임과 같다는 뜻입니다. 몸에 무리한 부담을 주지 않는 동작이기에 아무리 나이가 들어도 할 수가 있습니다.(100쪽 참고)

조급해하지 말고 싫어하는 것을 하지 않는다

시간의 흐름을 거스르지 않는다

고령이 되면 시간이 천천히 흘러갑니다. 그것은 노화된 몸에 상응하는 흐름입니다.

그렇기에 젊은이의 속도로 간호에 임해서는 안 됩니다. 같은 속도라도 어르신들에게는 빨리 돌리는 영상처럼 느껴집니다. 그리고 자기의 시간 흐름이 무너졌다는 느낌이 들어 생각도 더뎌지고 몸도 잘 움직이지 못하게 됩니다.

'효율'을 중시하는 태도는 어르신들을 막다른 곳으로 몰아 배회나 불면 같은 문제를 만들고, 결국 간호의 효율이 나빠집니다. 간병 케어를 하기 전에 심호흡을 하고, 어르신의 속도에 맞춰 천천히 함께 가도록 합시다.

고령자의 '쾌·불쾌의 원칙'

우리는 고령이 될수록 상식과 이치보다 쾌적한가를 매사의 판단 기준으로 보는 '쾌·불쾌의 원칙'을 강하게 적용합니다.

우리는 아기 때도 '쾌·불쾌의 원칙'으로 살았습니다. 하지만 성장하면서 불쾌해도 참자, 아무리 신나도 남에게 폐를 끼치면 안 된다는 '현실 원칙'에 갇혀 살아가게 됩니다.

그런데 고령이 되면 다시 '쾌·불쾌의 원칙'으로 돌아갑니다. 불편하고 싫은 기억이 있는 간호인에게는 두 번 다시 케어를 받고 싶어 하지 않습니다. '어르신들이 싫어하는 것은 하지 않는다'는 간호의 대원칙은 거기에서 나옵니다. 어르신들이 항상 좋은 기분을 느낄 수 있게 하는 것도 간호의 기술입니다.

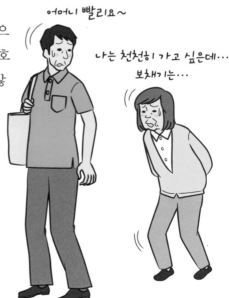

어머니 빨리요~

나는 천천히 가고 싶은데…
보채기는…

제 ③ 장

일어나기 & 눕기

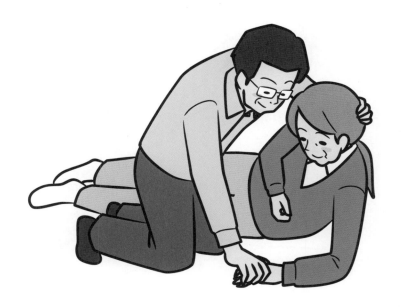

일어나기는 자립의 첫걸음이다.
이 장에서 소개하는 일어나기 방법을 익히면
간호인의 도움 없이도 혼자서 일어나고 누울 수 있을지도 모른다.

어르신을 직선적으로 일으키려 하지는 않았는가?

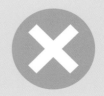

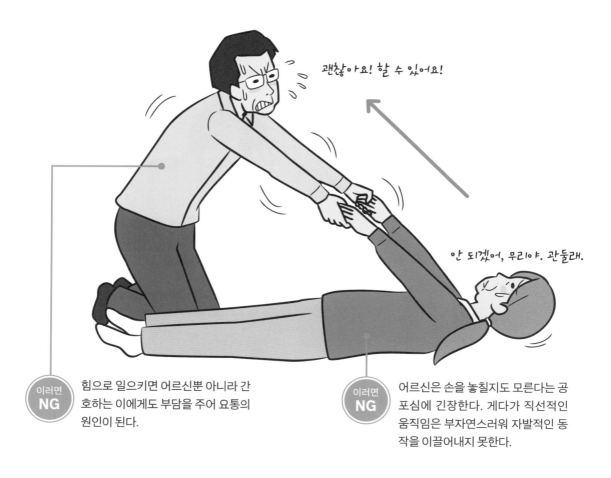

괜찮아요! 할 수 있어요!

안 되겠어, 무리야. 관둘래.

이러면 NG 힘으로 일으키면 어르신뿐 아니라 간호하는 이에게도 부담을 주어 요통의 원인이 된다.

이러면 NG 어르신은 손을 놓칠지도 모른다는 공포심에 긴장한다. 게다가 직선적인 움직임은 부자연스러워 자발적인 동작을 이끌어내지 못한다.

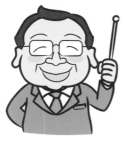

근력이 약한 고령자는 직선적으로 움직이지 못한다
복근의 힘에 의지해 직선적으로 일어나는 동작은 근력이 강한 젊은이들에게나 가능하다. 어르신의 자발적인 동작을 이끌어내는 방향으로 돕자.

일어나기의 기본 동작

복근을 이용해 직선적으로 일어나는 것은 젊은이도 하기 힘든 동작이다.
100세가 넘어도 혼자서 할 수 있는 부담이 적은 동작을 가르쳐주도록 하자.

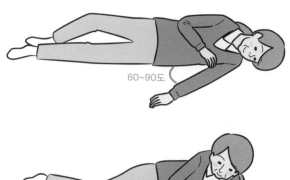

60~90도

 옆으로 돌아눕는다

몸 전체를 왼쪽이나 오른쪽으로 향하게 한
다. 옆으로 눕는 동작은 '돌아눕기 동작의 3
요소(30쪽)를 참고하기 바란다.

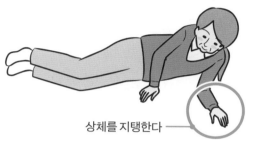

상체를 지탱한다

2 **한쪽 팔꿈치로 지탱한다**

아래쪽에 위치한 팔의 전완부(팔꿈치 아랫
부분)로 상체를 지탱하며 한 팔꿈치를 세운
자세를 만든다.

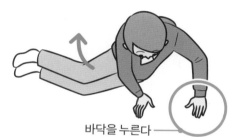

바닥을 누른다

3 **팔꿈치를 펴고 상체를 일으켜
앉는다**

팔꿈치를 펴고 앉는다. 이때 반대쪽 손으로
도 바닥을 누르면 수월하다.

의료용 전동 침대는 어르신들이 일어나기에 적당할까?

의료용 전동 침대는 병원에서 많이 사용합니
다. 몸을 스스로 가누기 힘든 중환자들을 일으
켜 앉히기 위해 사용합니다.

　그런데 이 침대가 몸을 일으키는 방식을 보
면 근력이 있는 젊은 사람에게나 가능한 동작
을 재현하고 있어서 어르신들에게는 적합하다
고 보기 어렵습니다. 게다가 일어났을 때의 자
세는 앉아 있는 자세라고 보기 어려운 어중간
한 상태이므로 엉치뼈 부위에 생기는 욕창의

원인이 됩니다.

　아무리 나이가 들어도 일어나기는 혼자서
가능합니다. 자력으로 할 수 있는 일어나기의
핵심을 다음 쪽에서 알아봅시다.

기본 중의 기본

- 젊은이가 일어나는 방법을 흉내 내지 않기.
- 어르신의 일어나기는 옆으로 돌아눕기 ▶
　한 팔꿈치 지탱하기 ▶ 앉기.

'일어나기' 케어의 기본을 배우자

자연스러운 일어나기 동작은 머리의 움직임과 한쪽 팔꿈치 세우기 자세에서 팔의 각도가 핵심이다.

▌일어날 때 머리의 움직임

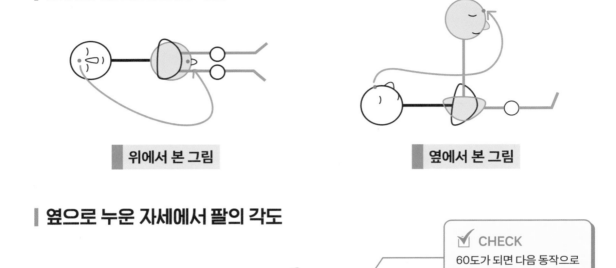

위에서 본 그림

옆에서 본 그림

▌옆으로 누운 자세에서 팔의 각도

☑ CHECK
60도가 되면 다음 동작으로 부드럽게 이행할 수 있다.

☑ CHECK
팔의 각도가 30도로 너무 작으면 복근이 약한 사람은 일어나지 못한다.

30°
60°
90°

☑ CHECK
복근이 약한 사람이라도 90도에서는 일어나기 쉽다.

쉽게 움직일 수 있는 최적의 팔 각도를 찾자

일어나는 동작을 위에서 내려다보면 머리는 큰 커브를 그리고 있으며, 옆에서 보면 복근을 사용하는 직선적인 일어나기와 달리 독특한 곡선을 그립니다.

부담을 줄이고 손쉽게 움직이기 위한 핵심은 아래쪽에 위치한 팔을 벌리는 각도입니다.

어르신이 쉽게 일어날 수 있는 알맞은 각도를 찾아보기 바랍니다.

팔의 각도가 좁으면 움직이기 어렵습니다. 60도 정도가 되면 수월해지며 다음 동작으로 부드럽게 이행할 수 있습니다. 그래도 어려울 때는 90도 정도까지 벌려서 해봅시다.

팔꿈치를 쉽게 세우는 요령

포기하지 마세요!

옆으로 누운 자세에서 한쪽 팔꿈치를 세우는 동작이 잘되지 않을 때의 요령을 소개한다. 아래쪽에 있는 손 끝부분에 잡기 쉬운 굵은 밧줄이나 고무호스를 부착하면 힘이 부족해도 붙잡고 상체를 일으키기 쉬워진다.

☑ CHECK
알통을 만드는 위팔두갈래근은 팔꿈치를 굽히는 역할을 하는데, 손을 고정하면 상체를 일으키는 움직임이 된다. 이것을 반작용(reverse action)이라고 한다.

1 밧줄 손잡이를 잡는다

본인이 잡기 쉬운 손으로 밧줄 손잡이를 잡는다. 힘이 약한 사람은 손바닥이 위로 향하게 잡자.

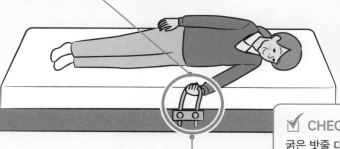

☑ CHECK
굵은 밧줄 대신 고무호스를 판에 박아서 나무 침대에 못이나 나사못으로 고정하면 밧줄처럼 밑으로 처지지 않아서 편리하다.

2 상체를 일으켜 한쪽 팔꿈치를 세운다

손으로 호스를 잡아 고정하면 힘이 약해도 상체를 부드럽게 일으킬 수 있다. 이후 손바닥으로 바닥을 누르며 앉는다.

웃차!

좁은 침대에서 일어나는 방법 ❶　

침대의 폭이 좁으면 자연스러운 일어나기 동작이 어려우므로 폭을 넓힐 아이디어가 필요하다.

Point!

앞서 옆으로 누운 자세에서 한 팔꿈치를 세워 일어나는 동작을 소개했는데, 침대 폭이 좁아서 팔을 벌릴 공간을 확보할 수 없을 때는 이 방법이 무용지물이다. 침대 폭을 넓히기 위한 아이디어를 내자.

폭이 좁은 침대의 단점

■ 팔을 크게 벌리면 팔꿈치 아랫부분이 침대에서 튀어나와 매트를 누를 수 없다.
■ 팔을 크게 벌릴 수 없기에 한쪽 팔꿈치를 세우는 자세를 만들 수 없다.

의자 시트를 활용하는 방법

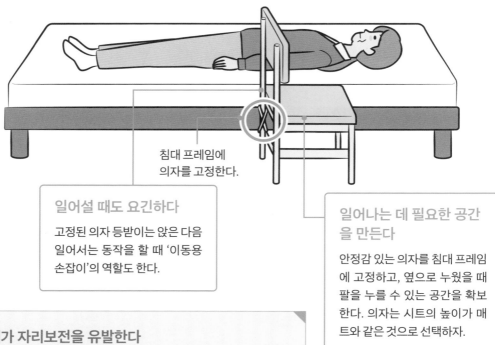

침대 프레임에 의자를 고정한다.

일어설 때도 요긴하다

고정된 의자 등받이는 앉은 다음 일어서는 동작을 할 때 '이동용 손잡이'의 역할도 한다.

일어나는 데 필요한 공간을 만든다

안정감 있는 의자를 침대 프레임에 고정하고, 옆으로 누웠을 때 팔을 누를 수 있는 공간을 확보한다. 의자는 시트의 높이가 매트와 같은 것으로 선택하자.

좁은 침대가 자리보전을 유발한다

어처구니없게도 싱글 침대 폭(100cm)에도 미치지 못하는 '간병용 침대'가 태반이다. 이것은 병원의 치료용 침대를 참고해 만들어졌기 때문이다. 그런데 그렇게 좁으면 일어나기가 불가능하고 돌아눕기조차 곤란하다. 되도록이면 세미더블 침대로 바꿔 자리보전 상태가 되는 것을 막자.

의자 시트를 이용해 일어나는 연습

1 옆으로 누워 아래 위치한 손을 의자 시트 위에 얹는다

의자 시트가 있으면 옆으로 돌아눕는 것도 두렵지 않다. 아래 위치한 손을 몸을 기준으로 60~90도 벌려 시트 위에 얹는다.

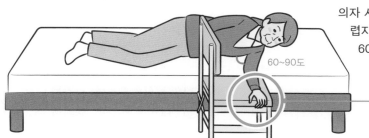

60~90도

시트 끝을 잡아 몸을 안정시킨다.

2 한쪽 팔꿈치를 세운다

전완부(팔꿈치 아랫부분)로 의자 시트를 누르며 한쪽 팔꿈치를 세운다. 몸에 안정감이 없다면 47쪽과 같이 손잡이나 쥘 만한 무언가를 의자에 고정해 보자.

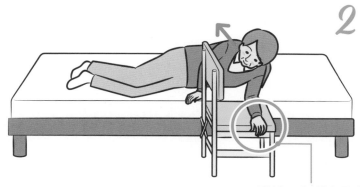

전완부로 시트를 누른다.

3 발을 떨어뜨리며 일어난다

손바닥으로 의자 시트를 누르면서 팔꿈치를 편다. 이때 발을 침대에서 떨어뜨리면 상체가 자연스럽게 일으켜진다.

됐다!

좁은 침대에서 일어나는 방법 ❷

다음으로 몸의 방향을 비스듬히 바꾸어 좁은 침대에서 일어나는 방법을 소개한다.

Point!

좁은 침대에서 자력으로 일어나기 위한 두 번째 방법이다. 등을 중심으로 해서 몸을 회전시키면 한쪽 팔꿈치를 세울 공간을 만들 수 있다. 혼자서 할 수 있는 방법을 가르쳐주는 것도 훌륭한 간호이다.

1 양발을 침대 끝으로 이동시킨다

한쪽 팔꿈치를 세우기 위해 팔을 벌릴 공간을 확보하자. 먼저 등을 중심으로 다리 쪽을 비스듬히 회전시켜 양발을 침대 끝으로 이동시키자.

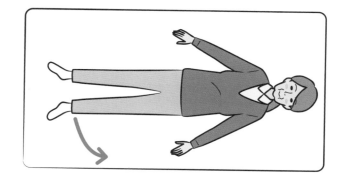

2 몸을 비스듬히 한다

다음으로 상반신을 비스듬히 돌린다. 발 끝이 침대에서 조금이라도 나오도록 등을 중심으로 회전하듯 움직인다. 이렇게 해서 몸의 왼쪽에 여유 공간을 만든다.

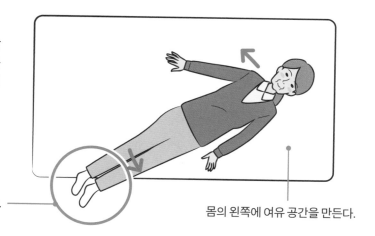

발끝이 침대에서 나오도록 한다.

몸의 왼쪽에 여유 공간을 만든다.

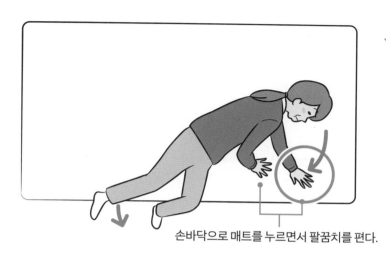

3 옆으로 돌아누워 한쪽 팔꿈치를 세운다

침대의 왼쪽에 생긴 여유 공간에 아래쪽에 있는 팔을 벌리고, 매트를 누르면서 한쪽 팔꿈치를 세운다. 그리고 나서 손바닥으로 매트를 누르면서 팔꿈치를 펴면 몸이 일으켜진다.

손바닥으로 매트를 누르면서 팔꿈치를 편다.

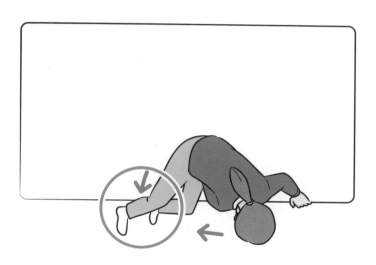

4 자세를 가다듬는다

한쪽 팔꿈치 세우기 자세에서 몸을 일으킬 때 양발을 침대 밑으로 떨어뜨리면 수월하다. 양발로 바닥을 잘 딛고 몸을 조금 앞으로 기울여 안정된 자세로 앉자.

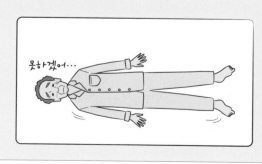

못하겠어···

어르신들은 누운 상태에서 옆으로 움직이기가 어렵다

한쪽 팔꿈치를 세울 공간을 만들려면 옆으로 이동하면 될 텐데 하고 생각할지 모른다. 그런데 옆으로의 이동은 몸의 유연성이 필요한 동작이라 어르신들에게는 쉽지 않다. 여기에서 소개한 몸을 회전시키는 방법이라면 많은 분들이 할 수 있을 테니 시도해 보기 바란다.

올바른 일어나기 동작을 유도하는 방법 일부 케어

혼자서 못한다고 즉시 도와주지 말고, 올바른 일어나기 동작을 유도하자.

Point!

도와주는 것만이 간호가 아니다. 어떤 동작을 수행하지 못하는 사람은 대개 힘쓰는 법을 모르는 경우가 많다. 올바른 일어나기 동작이 가능하도록 유도해 주면 어르신의 자발적인 동작을 이끌어 낼 수 있다.

1 손을 맞잡는다

아래쪽에 위치할 손은 매트를 누르는 역할을 해야 하기에 유도할 때는 쓰지 않는다. 위쪽에 위치할 손을 악수하듯 맞잡는다.

☑ CHECK
아래쪽 손은 몸과 60~90도를 이룬 상태로 놓는다.

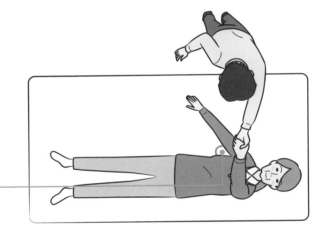

2 수평 방향(거의 일직선)으로 유도한다

간호인이 맞잡은 손을 당겨 올리는 것이 아니라 수평으로 가볍게 당겨서 어르신이 옆으로 돌아눕게 돕는다.

☑ CHECK
양 무릎을 세우거나 머리를 들게 하면 더 쉽게 할 수 있다.

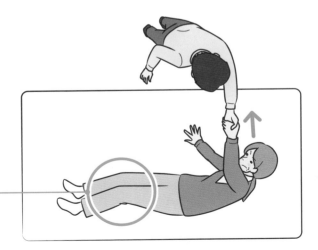

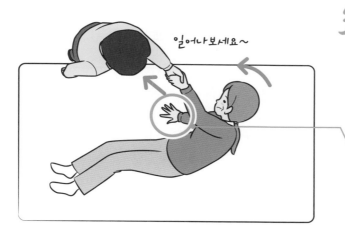

일어나보세요~

3 한쪽 팔꿈치를 세우도록 유도한다

옆으로 누웠다면 아래쪽 손의 각도에 맞춰서 당긴다. 무거운 머리가 아래쪽 손이 있는 곳을 향해 움직인다고 생각하고 실행하자.

> ☑ CHECK
> 물론 아래쪽 손은 전완부(팔꿈치 아랫부분)로 매트를 누르게 한다.

손바닥으로 매트를 누른다.

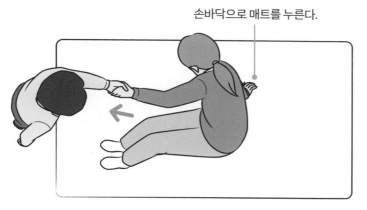

4 발 쪽으로 돌아 이동한다

어르신이 손바닥으로 매트를 누르고 팔꿈치를 펴는 것에 맞춰 간호인은 발 쪽으로 이동해 상체가 쓰러지지 않게 잡아준다.

몸을 앞으로 숙인다.

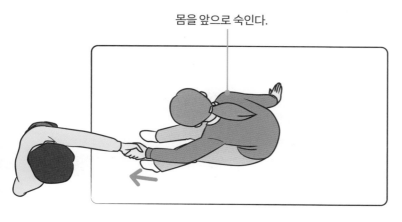

5 상체가 안정될 때까지 유도한다

부드러운 매트 위는 불안정하기에 간호인은 어르신이 몸을 조금 숙인 자세를 취하도록 유도한다.

힘이 부족한 부분만 도와주는 방법 일부 케어

일어나기의 기본 동작에 따라 도와주면 혼자서 일어나기 위한 동작을 습득할 수 있다.

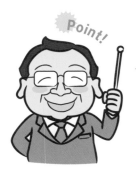

Point!

간호인은 자립을 위한 동작의 단계를 생각하지 않고 일방적으로 당겨서 일으켜주려는 경향이 있다. 그러나 그렇게 하다가는 힘에 의지한 전면 케어가 되고 만다. 상대가 가진 힘을 이끌어주어 혼자 힘으로 움직일 수 있도록 하는 것이 올바른 케어다.

일어나기 일부 케어의 기본

❶ 스스로 움직이고자 하는 자발적인 동작을 방해하지 않는다.

❷ 고령자가 힘을 싣기 쉽도록 전완부와 손을 고정해 준다.

❸ 부족한 힘만큼을 돕는다.

1 아래쪽 팔을 벌리고, 위쪽 손을 목에 두른다

아래쪽에 위치한 어르신의 팔을 60~90도 벌리게 하고, 반대쪽 손은 간호인의 목에 둘러 옆으로 눕는 것을 돕는다.

> ☑ CHECK
> '돌아눕기 동작의 3요소'(30쪽)를 사용하면 대부분의 사람이 힘을 많이 쓰지 않고 옆으로 돌아누울 수 있다.

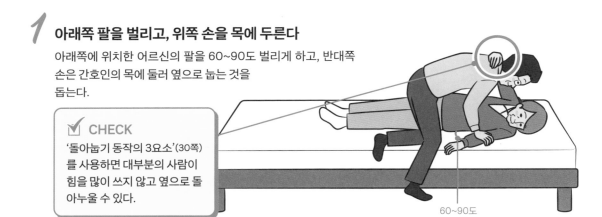

60~90도

2 한쪽 팔꿈치를 세운다

팔꿈치 아랫부분인 전완부로 상체를 지탱하는 한쪽 팔꿈치 세우기 자세를 만든다. 이때 어르신의 전완부를 간호인이 손으로 눌러 고정해 주면 수월하게 할 수 있다.

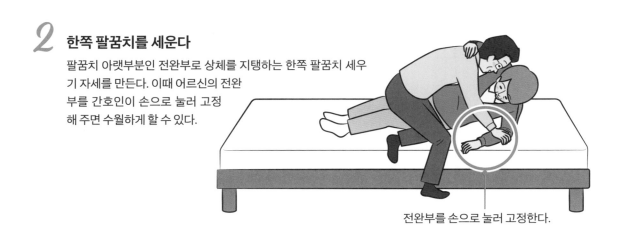

전완부를 손으로 눌러 고정한다.

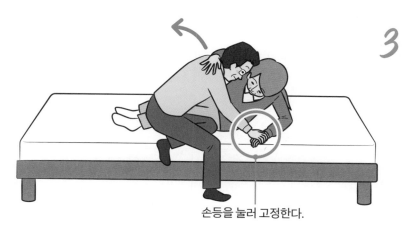

손등을 눌러 고정한다.

3 팔꿈치를 서서히 편다

어르신은 손바닥으로 매트를 누르며 팔꿈치를 편다. 이때 간호인은 손등을 눌러 고정해 준다. 어르신이 일어나는 때에 맞춰 간호인은 서서히 몸을 일으킨다.

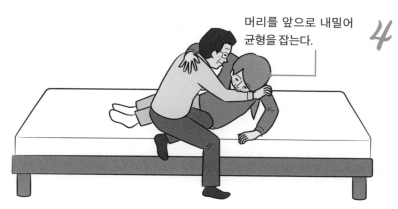

머리를 앞으로 내밀어 균형을 잡는다.

4 머리를 앞으로 내민다

뒤로 넘어가지 않도록 어르신의 머리를 앞으로 내밀게 해 균형을 맞춘다. 간호인은 몸을 일으키며 어르신이 앞으로 숙이도록 유도한다.

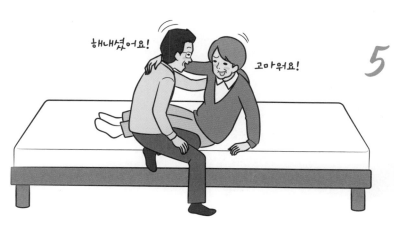

해내셨어요!

고마워요!

5 상체가 세워진다

팔꿈치를 다 펴고 상체가 세워져 안정을 찾을 때까지 지탱해 준다. 양발을 침대에서 내려놓으면 자세가 더 안정된다. 침대가 좁을 때는 50~51쪽을 참고하여 한쪽 팔꿈치를 세울 공간을 만들도록 하자.

반신마비인 사람이 일어날 때 일부 케어

한쪽 손발에 마비 증상이 심해도 일어나기는 할 수 있다. 간병 케어는 최소한으로 하자.

Point!

옆으로 누워 아래쪽에 위치한 손으로 바닥을 짚고 한쪽 팔꿈치를 세워 일어난다. 반신마비가 있기에 더욱 자연스러운 움직임으로 일어나는 동작을 몸에 익히는 것이 중요하다. 물론 마비가 없는 쪽 손이 아래에 오도록 한다.

1 옆으로 눕는다

마비되지 않은 쪽을 향해 눕는다. 어려울 때는 '돌아눕기 동작의 3요소'를 최대한 활용한다.(30쪽 참고) '한쪽 무릎을 세운다 ▶ 건강한 쪽 손으로 불편한 손을 잡아 올린다 ▶ 머리를 든다'의 순으로 진행한다.

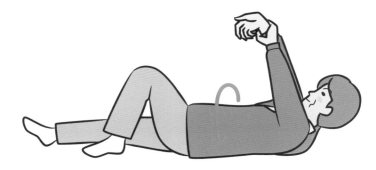

오른쪽 반신마비

2 팔을 벌린다

아래에 위치한 건강한 쪽 팔을 몸을 기준으로 60~90도 벌린다. 손으로 바닥을 누르며 일어난다.

☑ CHECK
옆으로 돌 때 마비된 손이 몸 뒤쪽으로 떨어질 수 있으므로 사전에 배 위에 얹는다.

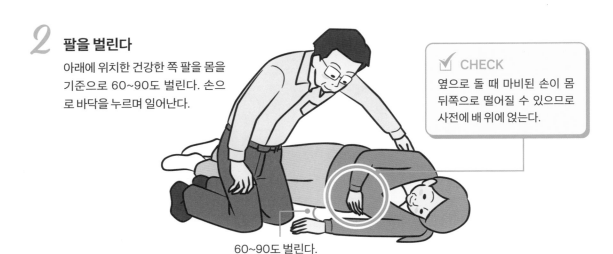

60~90도 벌린다.

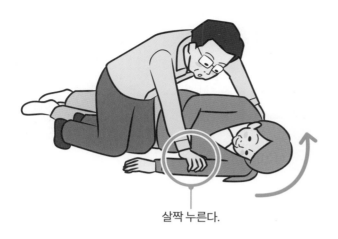

살짝 누른다.

3 전완부를 고정해 한쪽 팔꿈치를 세운다

전완부(팔꿈치 아랫부분)를 간호인의 손으로 가볍게 눌러 고정한다. 그래도 어려울 때는 후두부를 살짝 받쳐서 들어 올리자. 마비된 쪽 팔을 무리해서 잡아당기면 탈구될 수 있으니 주의하자.

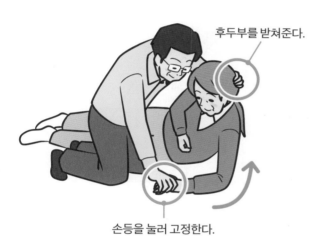

후두부를 받쳐준다.

손등을 눌러 고정한다.

4 손등을 고정하고 팔꿈치를 편다

간호인은 어르신의 손등을 잡아 고정해 주고 팔꿈치를 펴게 한다. 이때도 후두부를 살짝 받쳐 간호인 쪽으로 당겨준다.

> ☑ CHECK
> 전완으로, 바닥을 누른 후 손으로도 바닥을 누르게 하는 것이 핵심이다.

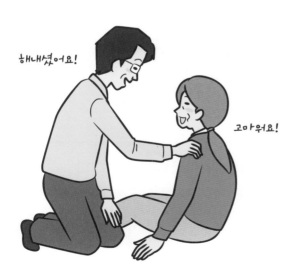

해내셨어요!

고마워요!

5 몸이 안정될 때까지 잡아준다

팔꿈치를 쭉 펴서 앉고, 그 손을 바닥에서 떼어 무릎에 올릴 수 있으면 일어나기 동작이 완료된다. 간호인은 그때까지 몸을 잘 받쳐준다.

> ☑ CHECK
> 이렇게 도우면 자발적인 동작을 방해하지 않고 대부분 자력으로 일어날 수 있다. 어르신이 가진 힘을 이끌어내어 혼자 힘으로 할 수 있도록 돕자.

곧게 직선적으로 눕히려 하지는 않았는가?

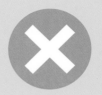

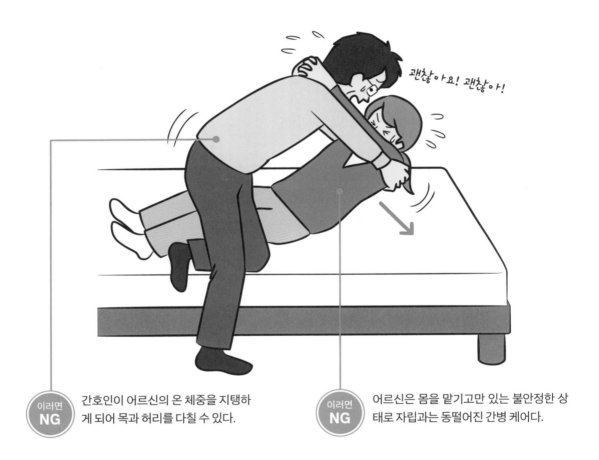

괜찮아요! 괜찮아!

이러면 **NG**
간호인이 어르신의 온 체중을 지탱하게 되어 목과 허리를 다칠 수 있다.

이러면 **NG**
어르신은 몸을 맡기고만 있는 불안정한 상태로 자립과는 동떨어진 간병 케어다.

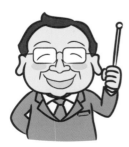

일어나기와 눕기는 같은 종류의 동작이다
눕히는 간병 케어를 중력에 맡기면 된다고 생각하면 곤란하다. 일어나기 동작을 역으로 해보면 100세 넘은 어르신이라도 스스로 할 수 있을 것이다.

눕기의 기본 동작

누울 때의 동작은 쉬워 보이지만, 중력에 의지하면 위험한 동작이 될 수 있다.
일어나기 동작의 순서를 거꾸로 한다고 생각하고 천천히 움직여나가자.

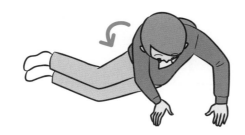

1 상체를 틀어 손을 짚는다

뒤로 넘어가는 방식으로 눕지 말자. 중력에 만 의지한 움직임은 스스로 조절할 수 없어 위험하다.

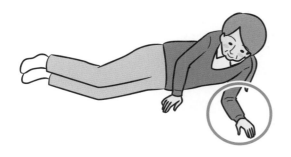

2 한쪽 팔꿈치를 세운다

아래쪽 팔의 전완부(팔꿈치 아랫부분)에 체중을 실어 한쪽 팔꿈치를 세운다. 일어나기 동작의 순서를 거꾸로 한다.

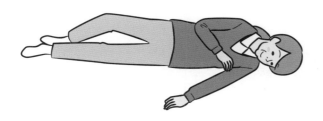

3 옆으로 눕는다

한쪽 팔꿈치를 세웠다면 그대로 무너뜨리지 말고 반드시 옆으로 누운 자세를 거쳐서 똑바로 눕는다.

한쪽 팔꿈치 세우기 ▶ 옆으로 눕기 자세를 거치며 중력을 조절한다

일어나기는 중력에 저항해서 상체를 일으키는 동작입니다. 이때 복근의 힘에 의지해 직선적으로 움직이는 것이 아니라 '옆으로 눕기 ▶ 한쪽 팔꿈치 세우기'라는 자세를 거쳐 조금씩 몸을 일으키면 됩니다.(45쪽 참고)

눕기는 중력에 의지하면 간단하다고 생각할 수 있지만 그렇지 않습니다. 중력에 의지하면 일단 어르신이 자기 몸을 스스로 조절하는 상태가 아니기에 자립을 촉진하는 간호라고 볼

수 없습니다. 게다가 뒤로 넘어가 머리를 부딪힐 수도 있는 위험한 동작입니다. 어르신이 안전하게 스스로 일어나는 방법, 눕는 방법을 알아야 합니다.

> **기본 중의 기본**
>
> • 중력에 맡기는 동작은 위험!
> • 일어날 때와 마찬가지로 누울 때도 한쪽 팔꿈치 세우기 자세를 거친다.

'눕기' 케어의 기본을 배우자 일부 케어

일어나기 동작의 순서를 거꾸로 실행하면 자연스럽게 누울 수 있다.

Point!

> 눕기 동작은 일어나기 동작의 순서를 거꾸로 하면 된다. 중력에 의지해 눕는 것이 아니라 반드시 한쪽 팔꿈치 세우기 자세를 거쳐 중력을 조절하는 것이 핵심이다.

1 한쪽 손으로 매트를 짚는다

어르신의 한쪽 손바닥을 몸에서 조금 떨어뜨려 매트를 짚게 하고, 다른 한 손은 간호인의 목에 두르게 한다.

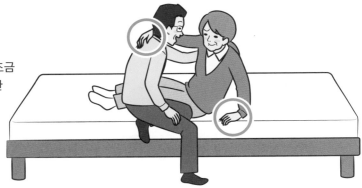

2 팔꿈치를 굽혀 한쪽 팔꿈치를 세운다

어르신이 한쪽 팔꿈치를 세울 수 있도 록 간호인은 어르신의 손을 잡고 앞 으로 몸을 기울인다.

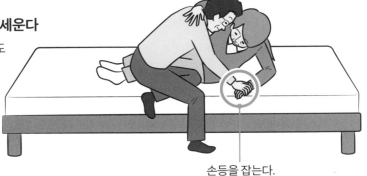

손등을 잡는다.

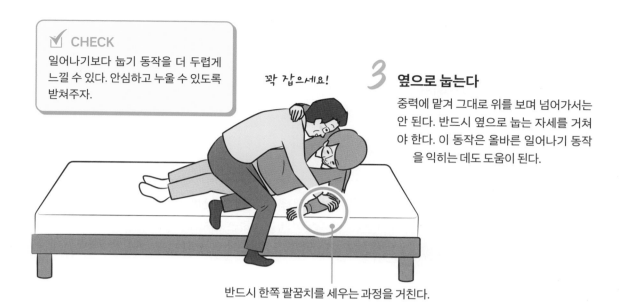

☑️ CHECK
일어나기보다 눕기 동작을 더 두렵게
느낄 수 있다. 안심하고 누울 수 있도록
받쳐주자.

꽉 잡으세요!

3 옆으로 눕는다

중력에 맡겨 그대로 위를 보며 넘어가서는
안 된다. 반드시 옆으로 눕는 자세를 거쳐
야 한다. 이 동작은 올바른 일어나기 동작
을 익히는 데도 도움이 된다.

반드시 한쪽 팔꿈치를 세우는 과정을 거친다.

4 똑바로 눕는다

옆으로 누운 자세에서 똑바로 눕는 것은
돌아눕기 동작의 순서를 거꾸로 하면 된
다.(31쪽 참고) 양 무릎을 쭉 펴면 쉽게 방향
을 돌릴 수 있다.

양 무릎을 편다.

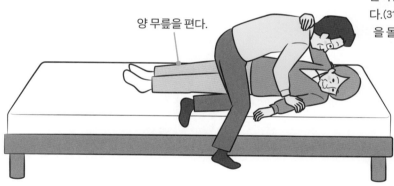

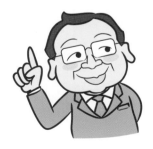

반복 연습을 통해 과정을 익히게 하자

몸을 중력에 맡기지 않는 눕기 동작을 가르쳐야 한다. 간호인은
어르신이 넘어지지 않도록 가볍게 받쳐주는 수준이면 된다. 동작
이 금세 몸에 밸 것이다.

반신마비인 사람이 누울 때 일부 케어

한쪽 팔꿈치 세우기 자세에서 옆으로 눕는 것은 반신마비인 사람도 혼자서 할 수 있다.

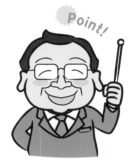

Point!

> 마비의 정도가 심해서 한쪽 손발을 전혀 쓰지 못하는 사람이라도 한쪽 팔꿈치 세우기가 가능하면 혼자서 누울 수 있다. 맨 처음에는 도움을 주면서 동작의 흐름에 익숙해지도록 해주자.

1 건강한 쪽 손으로 바닥을 짚는다

건강한 쪽 손으로 몸에서 조금 떨어진 바닥을 짚는다. 불편한 손을 배 위에 올린다.

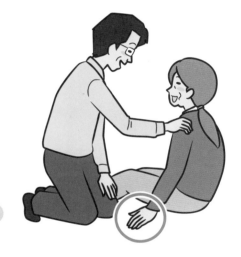

오른쪽 반신마비

2 팔꿈치를 굽혀 한쪽 팔꿈치 세우기 자세를 만든다

간호인은 어르신의 손등을 잡아 고정하고, 머리를 받쳐 한쪽 팔꿈치를 세울 수 있도록 서서히 상반신을 기울인다.

☑ CHECK
고령자의 속도에 맞춰 천천히 옆으로 누울 수 있도록 유도한다.

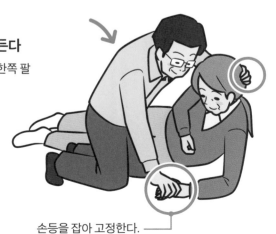

 손등을 잡아 고정한다.

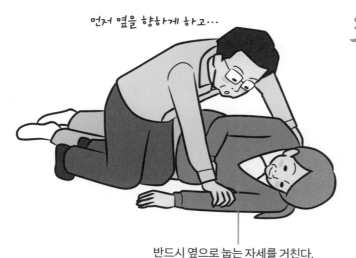

먼저 옆을 향하게 하고…

3 옆으로 눕는다

몸을 중력에 맡긴 채 위를 보고 넘어가지 않도록 잘 잡아서 반드시 옆을 향하게 한다.

> ☑ CHECK
> 마비가 있는 오른쪽 손이 몸에 깔리지 않도록 주의하면서 몸을 지탱한다.

반드시 옆으로 눕는 자세를 거친다.

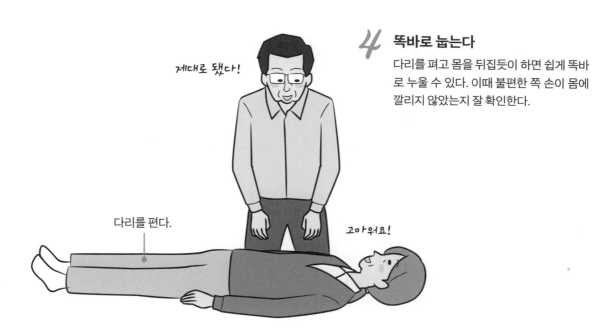

제대로 됐다!

4 똑바로 눕는다

다리를 펴고 몸을 뒤집듯이 하면 쉽게 똑바로 누울 수 있다. 이때 불편한 쪽 손이 몸에 깔리지 않았는지 잘 확인한다.

다리를 편다.

고마워요!

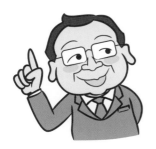

> ### 반신마비인 사람의 불안정한 움직임을 도와준다
> 반신마비가 있으면 몸의 균형을 잡기 어려워서 사소한 동작에도 불안정해진다. 간호인은 어르신의 손을 적절히 고정해서 만일에 대비해 버팀목이 될 수 있도록 하자.

푹신푹신한 요는 불효?

생활 습관을 바꿔서는 안 된다

시골에서 홀로 생활하는 부친을 도시에 사는 장남이 가까이에서 모시겠다고 합니다. 주위 사람들은 '진정한 효자'라고 칭찬했지만 나는 걱정이 되었습니다.

아버님 어떠세요?

우… 움직일 수가…

그도 그럴 것이 '환경을 바꾸지 않는다', '인간관계를 바꾸지 않는다', '생활 습관을 바꾸지 않는다'는 것이 간호의 원칙이기 때문입니다.

아니나 다를까, 부친은 상경하고 나서 오래지 않아 치매 증상이 나타났습니다. 이사나 시설 입소가 불가피할 때는 생활 습관만이라도 유지하는 것이 중요합니다.

요는 푹신한 것보다 딱딱한 것으로

효도한다고 푹신푹신한 요를 선물하는 것도 생각해 볼 일입니다. 가볍고 따뜻한 이불은 괜찮지만 요를 고를 때는 주의해야 합니다.

푹신푹신한 재질은 어르신을 움직이기 어렵게 만듭니다. 사람은 '미는 힘'과 그 '반발력'으로 움직일 수 있습니다. 모래사장에서 달리는 모습을 상상해 보세요. 운동장에서 달리는 것보다 다리 힘이 더 필요할 것입니다.

부드러운 곳에서 움직이려면 힘이 아주 많이 듭니다. 푹신하고 부드러운 제품이나 에어매트는 돌아눕기도 어렵고 통기성이 없는 것도 있어서 욕창의 원인이 될 수 있습니다. 그래서 근력이 떨어진 어르신에게는 부드럽고 푹신한 요보다 단단한 제품이 좋습니다.

우리는 자면서도 무의식적으로 뒤척이며 자세를 바꾸기 때문에 욕창이나 요통이 생기지 않습니다. 요컨대 부모님께 효도하고 싶다면 오래 써서 익숙하고 움직이기 쉬운 요가 좋습니다.

제 4 장

의자에서
일어서기 & 앉기

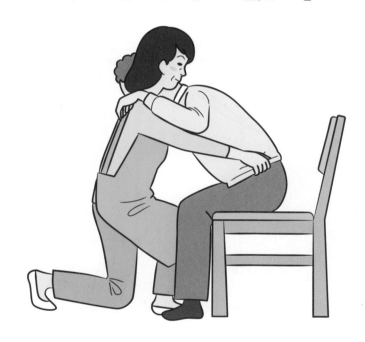

대다수가 잘못 알고 있는 것이 의자에서 일어서기다.
사람의 자연스러운 움직임과 균형을 이용한 간호의 핵심을 알면
몸에 부담을 주지 않고 편하게 도울 수 있다.

손을 비껴 올려 잡아당기면서
일으키지 않았는가?

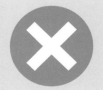

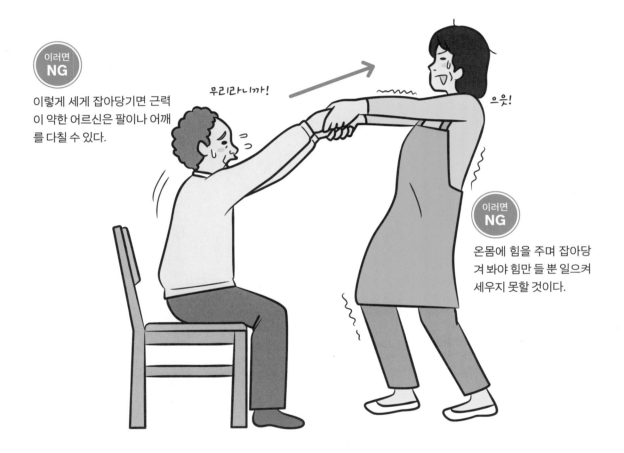

이러면 NG

이렇게 세게 잡아당기면 근력이 약한 어르신은 팔이나 어깨를 다칠 수 있다.

무리라니까!

으윽!

이러면 NG

온몸에 힘을 주며 잡아당겨 봐야 힘만 들 뿐 일으켜 세우지 못할 것이다.

직선적으로 일어서는 사람은 없다!

일어나기와 마찬가지로 의자에서 일어설 때도 직선적으로 곧게 움직이는 사람은 없다. 일어서는 모습을 연속 사진으로 확인해 보면 머리의 움직임이 특유의 곡선을 그리고 있음을 알 수 있다.

▍자연스러운 일어서기의 기본 동작

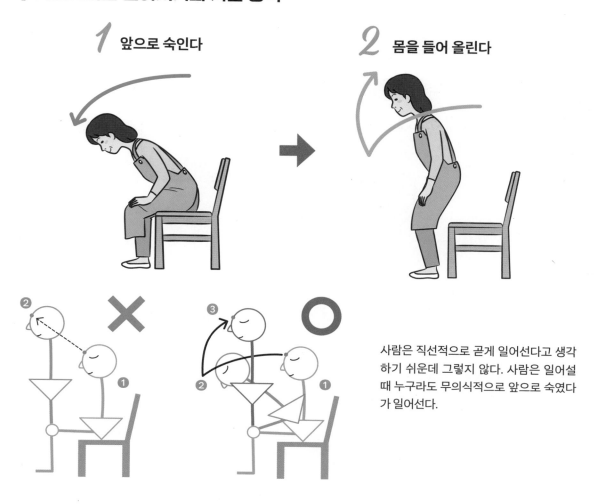

1 앞으로 숙인다

2 몸을 들어 올린다

사람은 직선적으로 곧게 일어선다고 생각하기 쉬운데 그렇지 않다. 사람은 일어설 때 누구라도 무의식적으로 앞으로 숙였다가 일어선다.

앞뒤 균형을 맞춰 중력을 이용해 일어선다

의자에 앉은 자세에서 선 자세가 되는 것이 '의자에서 일어서기'입니다. 물론 침대에 걸터앉은 자세에서 일어서는 것도 포함됩니다.

일어서기는 어르신이 침대에서만 생활하지 않게 하는 데 중요한 동작입니다. 일어서기를 하면 거실이나 화장실에 걸어서 가고, 휠체어로 이동해 외출할 수 있어 생활 공간이 넓어집니다.

인간은 힘으로만 움직이지 않습니다. 몸을

앞으로 숙여 앞뒤 균형을 맞추면 힘을 들이지 않아도 자연스럽게 엉덩이가 들려서 수월하게 일어설 수 있습니다.

기본 중의 기본

- 직선적으로 곧게 일어서지 않는다.
- 몸을 앞으로 숙이면 무거운 머리와 엉덩이가 앞뒤 균형을 이룬다.

'일어서기' 동작의 기본을 배우자

일어서기를 위한 세 가지 조건을 잘 알면 일어서기가 훨씬 수월해진다.

▌일어서기 동작의 3조건

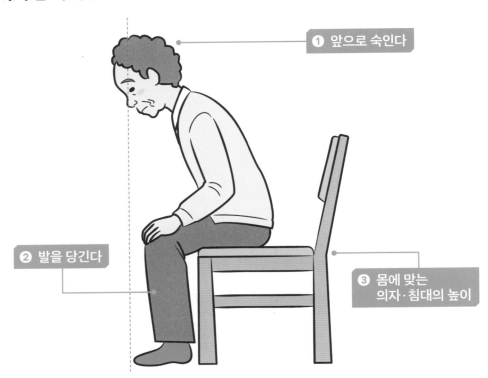

❶ 앞으로 숙인다

❷ 발을 당긴다

**❸ 몸에 맞는
의자·침대의 높이**

간병 케어를 하기 전에 쉽게 일어서는 방법을 알려주자

하루에 몇 번이나 무의식중에 하는 동작이 의자나 침대에서 일어서기입니다. 그런데 힘이 부족하거나 장애가 있으면 잘 안 되는 경우가 있습니다.

무의식중에 하는 동작을 의식적으로 관찰해보면 다음 세 가지 조건이 갖춰져야 수월하게 일어설 수 있음을 알 수 있습니다.

❶ 앞으로 숙인다
머리의 중심부가 발끝보다 앞으로 나올 정도로 숙여서 앞뒤 균형을 맞춘다.

❷ 발을 당긴다
발이 머리 위치보다 앞으로 나와 있으면 일어설 수 없다.

❸ 몸에 맞는 의자·침대의 높이
사용자가 가장 일어서기 쉬운 높이로 조절하자.

일어서기의 일부 케어

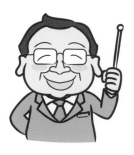

의자의 높이도 중요한 포인트

의자는 바닥에서 시트까지 높이가 대략 40~45cm이다. 그런데 몸집이 작은 어르신에게는 그 정도의 높이도 너무 높아서 발을 디딜 수가 없다. 이렇게 되면 '일어서기 동작의 3조건'을 충족할 수 없기에 일어서지 못한다. 발뒤꿈치가 바닥에 밀착되도록 몸에 맞는 높이의 의자로 시도해 보자.

비껴 내리는 방향으로 유도한다

어르신의 발이 머리보다 앞으로 나오지 않았는지 확인하고, 손을 비껴 내리는 방향으로 당겨서 앞으로 숙이게 하면 엉덩이가 자연히 들린다. 그런 다음 지탱해 주기만 하면 된다.

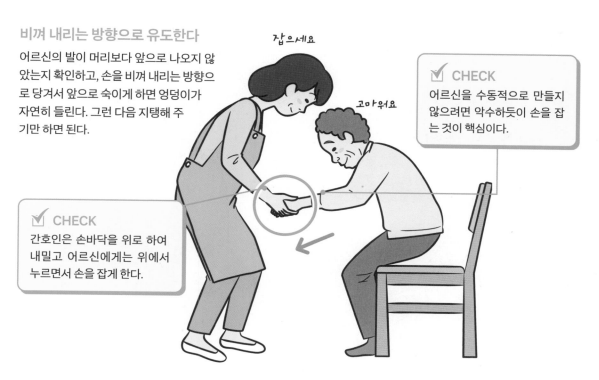

잡으세요

고마워요

☑ CHECK
어르신을 수동적으로 만들지 않으려면 악수하듯이 손을 잡는 것이 핵심이다.

☑ CHECK
간호인은 손바닥을 위로 하여 내밀고 어르신에게는 위에서 누르면서 손을 잡게 한다.

손을 잡는 법만 봐도 좋은 간호인지 나쁜 간호인지 알 수 있다!

어르신의 손목을 일방적으로 잡아당기면 안 된다. 손을 쥘 때는 서로 악수를 하자. 어르신은 꽉 잡고, 간호인은 살짝 잡는 것이 핵심이다.

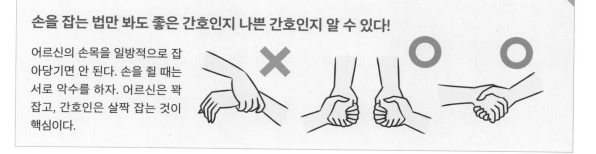

의자에서 일어설 때 필요한 케어 일부 케어

간호인은 몸을 밀착시키는 대신 무릎을 굽혀 어르신이 몸을 숙이게 만든다.

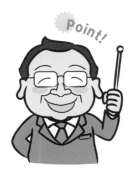

Point!

간병 케어를 할 때 사람의 자연스러운 움직임을 생각하지 않고 무턱대고 위로 잡아당겨 일으키려 하는 경우가 있다. 그런데 그렇게 하면 간호인이 허리를 다칠 수 있고 어르신도 주체적으로 움직일 수 없다.

1 손을 목에 두르게 한다

어르신에게 손을 목에 두르게 하고, 간호인은 어르신의 허리띠나 허리 부근을 양손으로 잡는다. 이때 손에 힘을 줄 필요는 없다.

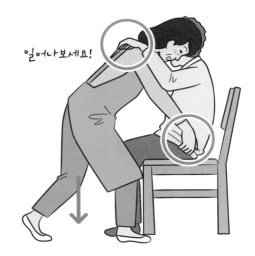

일어나보세요!

2 한쪽 무릎을 꿇고 몸을 앞으로 숙이게 한다

간호인은 되도록 직립 자세를 유지한 상태에서 바닥에 무릎이 닿도록 한쪽 무릎을 서서히 굽힌다. 어르신의 몸을 앞으로 숙이게 하기 위해서다.

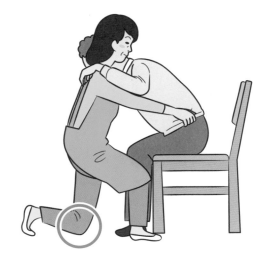

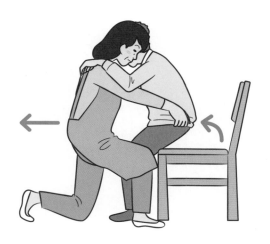

3 간호인 쪽으로 조금 당긴다

힘을 써서 엉덩이를 들어 올릴 필요는 없다. 간호인 쪽으로 조금만 당겨주면 앞뒤 균형이 잡히면서 엉덩이는 자연히 들린다.

 CHECK
간호인이 아닌 어르신에게 타이밍을 맞추면서 케어를 수행한다.

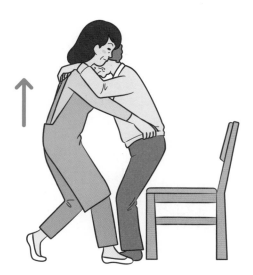

4 위로 똑바로 일어선다

간호인은 앞으로 나온 발을 조금 당기면서 양 무릎을 서서히 편다. 이때 몸이 앞으로 숙여지지 않도록 위로 곧게 일어서는 것이 핵심이다.

✓ CHECK
간병 케어가 필요한 어르신은 움직이기 시작하는 데 시간이 걸릴 수 있다. 채근하지 말고 자발적인 움직임이 시작되었을 때 유도하자.

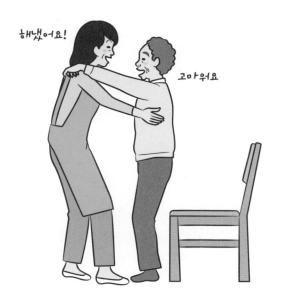

5 일어서기의 완료

힘을 거의 들이지 않고 더구나 앞에 간호인도 있으니 안심하며 일어설 수 있다.
고령자가 '이거라면 혼자서도 할 수 있겠어!'라고 생각하게 된다면 간병 케어를 훌륭하게 완수한 것이다.

L자형 손잡이를
설치하지 않았는가?

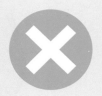

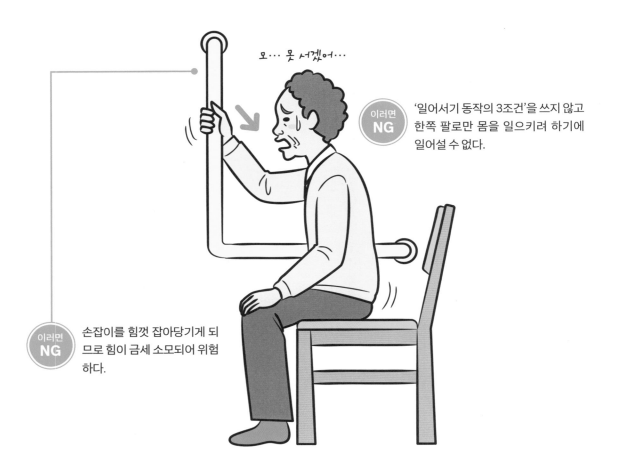

모… 못 서겠어…

이러면 NG
'일어서기 동작의 3조건'을 쓰지 않고 한쪽 팔로만 몸을 일으키려 하기에 일어설 수 없다.

이러면 NG
손잡이를 힘껏 잡아당기게 되므로 힘이 금세 소모되어 위험하다.

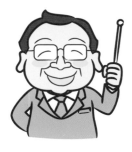

흔히 있는 L자형 손잡이를 다시 보자
상업 시설에서 쉽게 볼 수 있는 것이 L자형 손잡이다. 이 손잡이는 고령자가 대각선으로 위쪽 부분을 잡고 힘껏 당기면서 일어서게 한다. 그런데 근력이 약하면 이 방법으로 일어설 수가 없다.

손잡이의 올바른 위치

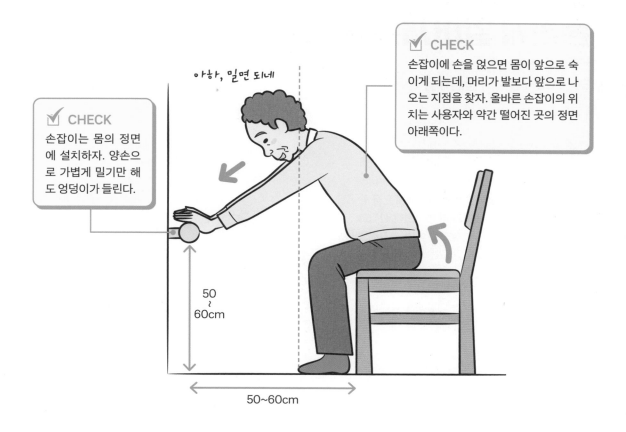

아하, 밀면 되네

☑ CHECK
손잡이는 몸의 정면에 설치하자. 양손으로 가볍게 밀기만 해도 엉덩이가 들린다.

☑ CHECK
손잡이에 손을 얹으면 몸이 앞으로 숙이게 되는데, 머리가 발보다 앞으로 나오는 지점을 찾자. 올바른 손잡이의 위치는 사용자와 약간 떨어진 곳의 정면 아래쪽이다.

50
~
60cm

50~60cm

손잡이는 잡아당기는 것이 아니라 미는 것이다
'밀어서' 몸을 지탱해 움직이게 한다

사람의 생활 동작 가운데 당기는 움직임은 없습니다. 일어나기나 일어서기, 지팡이 보행에서도 손으로 밀면서 몸을 지탱해 움직이게 됩니다. 손잡이도 당기는 것이 아니라 '미는 것'입니다. 따라서 손잡이는 가볍게 밀었을 때 엉덩이가 자연스럽게 뜨는 위치에 설치해야 합니다.

몸집이 작다면 앞에서 50cm, 바닥에서 50cm, 몸집이 크다면 앞에서 60cm, 바닥에서 60cm 되는 곳에 손잡이를 설치하면 좋습니다.

그런데 손잡이를 설치하기 좋은 위치에 벽이 있다면 50~60cm 정도 높이의 받침대를 사용하기를 추천합니다. 받침대는 당기지 않고 밀어서 움직일 수 있고, 무엇보다 공사가 필요 없어 비용도 절약됩니다.

기본 중의 기본

- 손잡이는 대각선 아래에 둔다.
- L자형 손잡이는 사실 팔의 힘이 필요하다.
- 손잡이보다 안정감 있는 받침대가 효과적이다.

받침대를 사용해 손쉽게 일어서는 방법 셀프케어

50~60cm 높이의 받침대를 사용하면 '일어서기 동작의 3조건'을 활용해 쉽게 일어설 수 있다.

1 발을 당기고 손을 받침대로 뻗는다

발을 당기고 있는지 확인하고 50~60cm 떨어져 있는 안정감 있는 받침대에 손을 뻗는다. 받침대의 위치가 더 가까워야 한다고 생각할지 모르는데, 앞으로 숙이는 자세를 만들어야 하므로 이 정도는 거리를 두어야 한다.

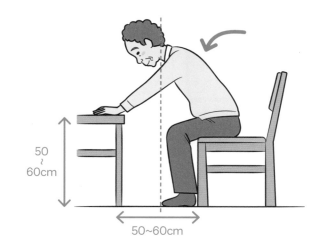

50 ~ 60cm

50~60cm

2 받침대를 가볍게 민다

손잡이는 당길 때가 아니라 밀 때 힘이 생겨난다. 받침대를 이용하면 '일어서기 동작의 3조건'이 그대로 재현된다. 머리가 발보다 앞으로 나와 있으면 엉덩이는 가볍게 들린다. 앞에 받침대가 있으면 심리적으로도 안심할 수 있다.

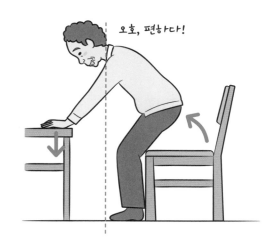

오호, 편하다!

피아노 의자는 높이 조절이 가능해 편리하다

50~60cm 높이의 받침대를 구하기 어렵다면 높이 조절이 가능한 피아노 의자로 대체하자. 높이는 조금 못 미치지만 안정감 있는 의자 시트(의자의 등받이를 잡는 것은 위험하다. 119쪽 참고)를 대신 활용하면 좋다.

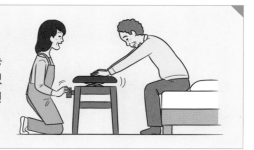

일어서기를 도와줄 간호 용품 선택법

▶ 이동식 변기

일어설 때 발을 충분히 당길 수 있고 시트의 높이를 조절할 수 있는 것으로 선택하자.

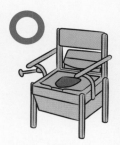

오래전부터 써온 '받침대형 이동식 변기'는 발을 당길 수 없을 뿐 아니라 시트가 너무 낮아서 불편하고 위험하다.

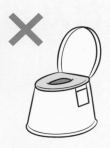

▶ 휠체어

오른쪽 그림과 어디가 다른지 보이는가? 발판 위쪽의 종아리 지지대용 천이 없다. 일어설 때 발을 당기기 위해서다.

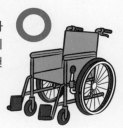

종아리 지지대용 천이 붙어 있으면 일어설 수 없다. 흔들거리는 발을 고정해야 할 때는 발판에 부착하는 뒤꿈치 받침을 이용한다.

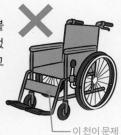

이 천이 문제

▶ 의자

일어설 수 있도록 시트 밑에 방해되는 것이 없는 의자를 선택한다. 시트의 높이도 사용자에게 맞춘다.

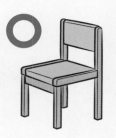

발을 당길 수 없는 의자는 간호 용품이라고 볼 수 없다. 접이식 의자는 안정감이 나빠서 안 된다.

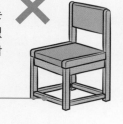

발을 당길 수 없다.

▶ 침대

침대는 잠을 자는 용도뿐 아니라 일어서는 움직임의 기점이기도 하다. 높이 조절이 되고 발을 당길 수 있는 침대로 선택하자.

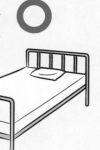

침대 밑에 서랍이 있으면 수납하기는 편리하지만 일어설 때 불편하다.

발을 당길 수 없어서 문제

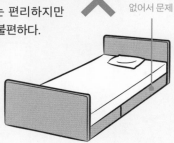

몸을 밀착해서
앉히지 않았는가?

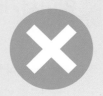

이러면 NG 균형이 무너져 두려움을 느끼기에 어르신은 필사적으로 매달린다. 상대에게 공포감을 주면 자립을 촉진할 수 없다.

이러면 NG 매달리는 어르신의 온 체중을 필사적으로 지탱하고 있어서 간호인이 허리를 다칠 수 있다.

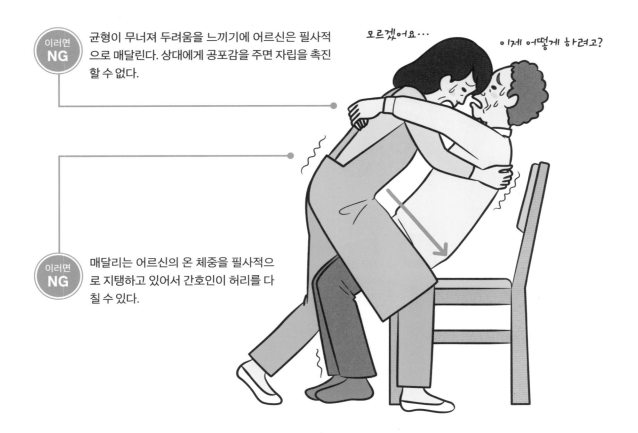

모르겠어요…

이제 어떻게 하려고?

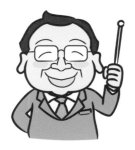

앉을 때 직선적인 움직임은 금물!
앉을 때는 안은 채로 곧바로 의자에 앉히면 된다고 생각하기 쉽지만 그렇지 않다. 간호인에게 어르신의 온 체중이 실려 어르신이 전적으로 의지하는 전면 케어 상황에 맞닥뜨리게 된다.

의자에 앉기 기본 동작

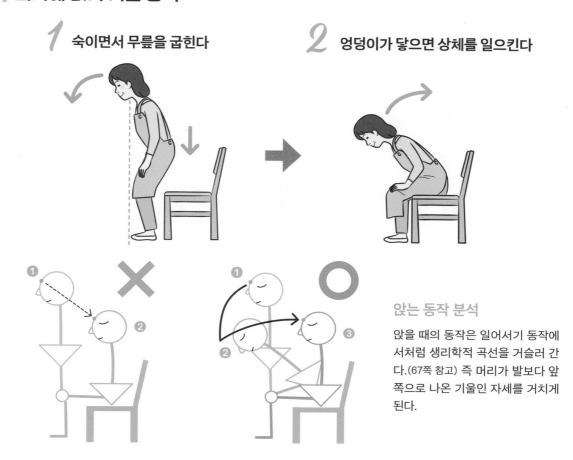

1 숙이면서 무릎을 굽힌다

2 엉덩이가 닿으면 상체를 일으킨다

앉는 동작 분석

앉을 때의 동작은 일어서기 동작에서처럼 생리학적 곡선을 거슬러 간다.(67쪽 참고) 즉 머리가 발보다 앞쪽으로 나온 기울인 자세를 거치게 된다.

'앉기' 동작을 도울 때 허리를 다치는 사례가 많다!

일어서기 동작은 중력을 거스르는 동작이기에 앉는 동작보다 간병 케어의 역할이 중요하다고 생각할지 모릅니다. 그런데 간호인은 정작 의자나 휠체어 등에 앉는 동작을 도울 때 허리를 다치곤 합니다.

엉덩이가 쿵 떨어지지 않도록 버티면서 천천히 내려야 하는데 이때 어쩔 수 없이 직선적으로 움직이게 되어 큰 힘이 필요합니다.

뿐만 아니라 이러한 움직임은 엉덩이를 깊숙이 앉힐 수 없어서 앉은 직후 고쳐 앉혀야 하는데 이때 뒤에서 잡아당겨 올리다가 허리를 다칠 수 있습니다.

어르신도 간호인도 서로 편하려면 일어서기 동작의 독특한 생리학적 곡선을 거꾸로 활용해 나가야 합니다.

기본 중의 기본

- 서기보다 앉기가 더 어렵다.
- 생리학적 곡선을 활용하면 엉덩이도 깊숙이 들어가 안정감 있게 앉을 수 있다.

의자에 앉을 때 필요한 케어

일어서서 방향을 바꾸어 앉는다. 이 동작이 가능하면 의자나 휠체어로 옮겨 앉을 수 있다.

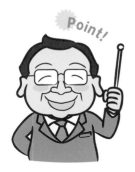

Point!

의자나 휠체어에 앉을 때 엉덩이만 닿으면 그만이라고 생각해선 안 된다. 일어서기 동작의 순서를 거꾸로 적용하면 서로 힘들이지 않고도 깊숙이 잘 앉을 수 있다.

1 손을 목에 두르게 한다

어르신에게 손을 목에 두르게 하고 "저한테 기대세요"라고 말한다. 간호인은 양손으로 어르신의 허리띠 또는 허리 부근을 잡되 힘을 주지 않는다.

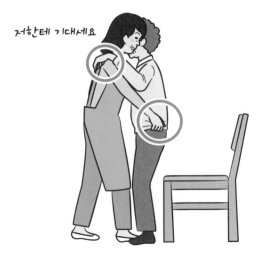

저한테 기대세요

2 양 무릎을 서서히 굽힌다

상체가 앞으로 숙여지지 않도록 직립 자세에서 양 무릎을 서서히 굽힌다. 그러면 어르신의 몸이 자연히 앞으로 숙여진다.

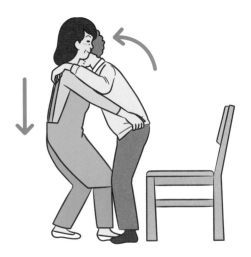

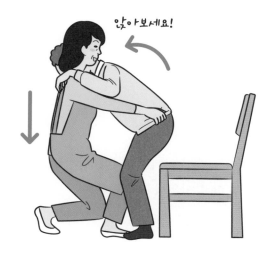

앉아보세요!

3 한쪽 무릎을 바닥에 댄다

그리고 무릎을 깊게 굽혀서 한쪽 무릎을 바닥에 댄다. 어르신의 머리가 앞으로 나오면 엉덩이는 깊숙이 들어가 안정감 있게 앉을 수 있다.

> CHECK
> 움직이기 시작하는 타이밍은 어르신의 속도에 맞춘다.

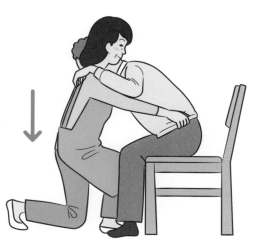

4 엉덩이가 깊숙이 들어간다

간호인은 몸을 앞으로 숙이지 말고 아래를 향해 곧게 내려간다. 그러면 자연스럽게 어르신의 엉덩이가 의자에 닿는다.

COLUMN

키가 큰 간호인은 '요통'을 조심하자

'일어서기'와 '앉기' 동작의 케어는 어르신을 침상에 머물지 않게 하기 위한 중요한 일이다. 그렇지만 이것 때문에 간호인한테 요통이 생기는 사례가 많다고 하니 참 난감하다. '일어서기 동작의 3조건'과 독특한 생리학적 곡선을 계속 떠올리며 케어를 수행하기 바란다.(67쪽 참고)

그래도 키가 큰 간호인이 체구가 작은 어르신을 돌보기란 힘든 일이다. 그도 그럴 것이, 간호인이 한쪽 무릎을 바닥에 대어도 어르신이 손을 둘렀을 때 목의 위치가 비껴 올라가 몸을 앞으로 충분히 기울이지 못한다. 그래서 목에 매달리는 듯한 자세가 되어 직선적인 동작이 유발된다. 이렇게 되면 앉을 때도 어르신의 머리가 숙여지지 않아서 의자에 깊숙이 앉지 못한다.

가장 효과 있는 대책은 키가 작은 간호인으로 교체하는 일인데, 가족이라면 그것도 어렵다. 이럴 때는 조금 떨어져서 손바닥을 어깨에 올리게 하면 제대로 몸이 숙여진다. 한번 시도해 보기 바란다.

간호 케어에는 침대가 좋을까?

환경을 무리하게 바꾸지 않는다

간호 케어에는 바닥에 까는 이부자리보다 침대가 좋다고 알려졌습니다. 침대를 쓰면 요통이 잘 생기지 않고 침대에서는 어르신이 더 쉽게 일어설 수 있다는 것이 그 이유입니다.

바닥에 요를 깔고 자면 바닥에서 일어서기라는 동작이 필요하기에 자리보전으로 이어지기 쉽다고 생각하는 경향이 있습니다. 그런데 꼭 그렇지만은 않습니다. 바닥 생활이 더 좋을 때도 있습니다.

예컨대 오랜 기간 요를 깔고 자던 어르신이 입원해서 침대 생활을 하게 되었습니다. 치매가 있던 어르신은 밤중에 화장실이 가고 싶어서 깨면 평소 습관대로 일어섰다가 침대 위에서 균형을 잡지 못해 넘어졌습니다. 이부자리 환경이 바닥에서 침대로 바뀐 까닭에 일어난 사고입니다.

바닥에서 일어서는 동작을 스스로 할 수 있는 사람이라면 무리하게 침대로 바꾸지 말고 지금까지 해온 생활 습관을 유지하는 편이 좋습니다.

바닥에 펴는 이부자리의 심리적 효과

일어서지 못하더라도 요에서라면 기어서 또는 앉은 자세로 계속 이동할 수 있습니다. 제7장에서는 바닥에 요를 깔고 누워 있다가 이동하여 화장실에 가는 방법을 소개합니다.(159쪽 참고) 또 중병이라 안정이 필요하거나 삶의 마지막을 앞둔 시기에는 방바닥에 간 이부자리에 심리적 안정을 느끼는 어르신도 있다고 합니다.

방바닥에 요를 깔고 자면 잠자는 곳을 쉽게 바꿀 수 있다는 이점이 있습니다. 그때그때 몸 상태나 기분에 따라 이부자리를 옮기면 기분 전환을 하는 데 좋습니다.

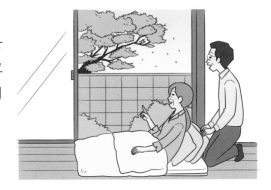

제 5 장

바닥에서 일어서기 & 앉기

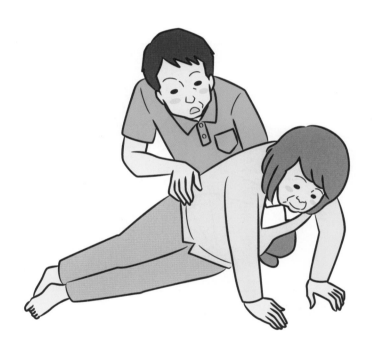

집에서는 바닥에서 일어서고 앉을 수 있으면
행동 범위가 넓어져서 일상생활이 더 편리해진다.
몸을 어떻게 써야 할지 요령을 익히면
스스로 할 수 있는 방법도 있다.

뒤에서 겨드랑이 밑으로 손을 넣어 위로 곧게 끌어 올리지 않았는가?

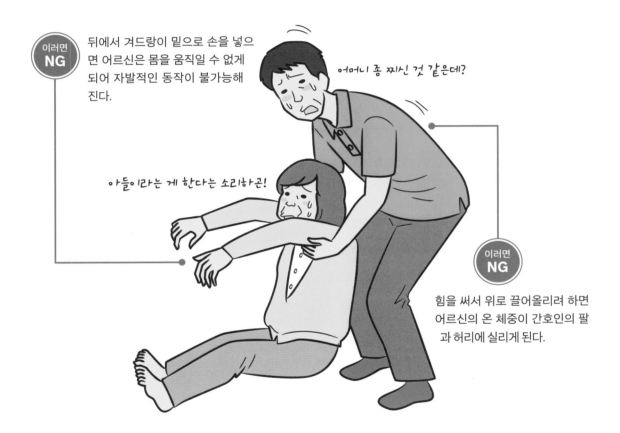

이러면 NG
뒤에서 겨드랑이 밑으로 손을 넣으면 어르신은 몸을 움직일 수 없게 되어 자발적인 동작이 불가능해 진다.

어머니 좀 찌신 것 같은데?

아들이라는 게 한다는 소리하곤!

이러면 NG
힘을 써서 위로 끌어올리려 하면 어르신의 온 체중이 간호인의 팔과 허리에 실리게 된다.

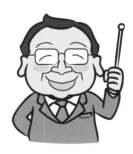

간호인과 어르신 모두 다칠 수 있다
자연스러운 일어서기 동작을 모르면 무턱대고 겨드랑이 밑에 손을 넣어 끌어 올리려 할 수 있다. 간호인에게는 어르신의 온 체중이 실리고 어르신 또한 어깨가 세게 잡아당겨지기에 아파서 싫어한다.

바닥에서 일어서기의 기본 동작

젊은 사람

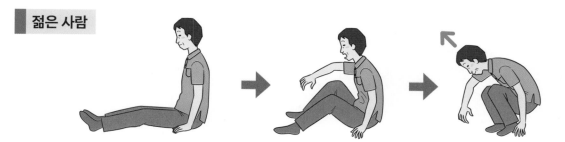

젊고 근력이 있는 사람이 바닥에서 일어서는 동작을 해보자. 그림과 같이 양발을 당기는가 싶더니 몸을 일으키며 엉덩이를 떼고 단숨에 일어선다. 그런데 근력이 약한 어르신에게는 어려운 방법이다.

어르신

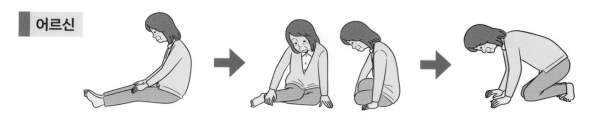

어르신이 바닥에서 일어서려면 먼저 양다리를 오른쪽이나 왼쪽으로 굽혀 옆으로 앉는 자세를 취한다. 그다음 손을 바닥에 대고 네발기기 자세를 취한다. 이후 무릎을 바닥에서 떼고 마지막으로 양손으로 무릎을 짚으며 일어선다. 그런데 어르신은 옆으로 앉는 것 자체가 서툴다.

체중이 같은 사람을 업고 어르신의 움직임을 유사 체험한다

어르신이 어떤 방식으로 움직이는지를 아는 좋은 방법이 있습니다. 그중 하나가 자신과 체중이 비슷한 사람을 업고 움직여보는 것입니다. 그러면 지금까지처럼 가뿐하게 움직여지지가 않습니다. 그야말로 어르신의 움직임을 유사 체험할 수 있습니다.

이제 바닥에서 일어서는 연습을 해볼까요? 지금까지처럼 일어설 수 없을 것입니다. 옆으로 앉은 자세에서 앞을 보며 네발기기 자세를 취하고, 이후 엉덩이를 떼는 동작을 거쳐야 마침내 일어설 수 있습니다. 그런데 과정 중에 어르신이 수행하기 어려운 옆으로 앉기라는 자세가 있습니다. 어르신이 더 자연스럽게 일어설 수 있는 방법을 다음 쪽에서 소개합니다.

기본 중의 기본

• 옆으로 앉지 않고 할 수 있는 방법을 찾는다.
• 뒤에서 위쪽으로 당겨 올리지 않는다.
• 젊은이가 일어서는 방식을 흉내 내지 않는다.

'바닥에서 일어서기' 동작의 기본을 배우자 셀프케어

어르신에게 서툰 옆으로 앉기 동작 대신 뒤를 향해 네발기기 자세를 만드는 것이 핵심이다.

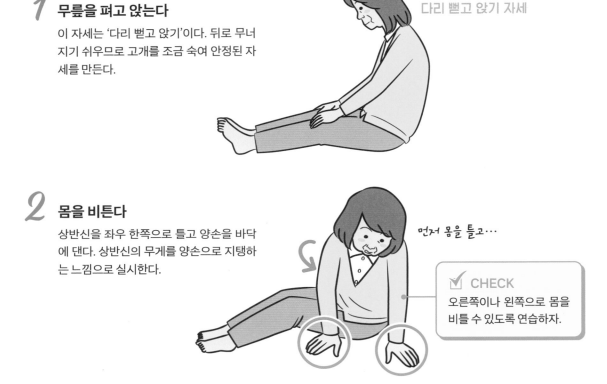

1 무릎을 펴고 앉는다
이 자세는 '다리 뻗고 앉기'이다. 뒤로 무너지기 쉬우므로 고개를 조금 숙여 안정된 자세를 만든다.

다리 뻗고 앉기 자세

2 몸을 비튼다
상반신을 좌우 한쪽으로 틀고 양손을 바닥에 댄다. 상반신의 무게를 양손으로 지탱하는 느낌으로 실시한다.

먼저 몸을 틀고…

✔ CHECK
오른쪽이나 왼쪽으로 몸을 비틀 수 있도록 연습하자.

다리 대신 상반신을 비튼다

어르신들은 옆으로 앉기에 서툽니다. 고관절을 양쪽 다 가쪽으로 벌리는 '책상다리' 자세는 남성보다 여성에게 어렵습니다. 무릎을 모아 옆으로 앉기는 여성은 잘하지만 남성은 잘 못합니다. 옆으로 앉기는 가쪽 비틀기와 안쪽 비틀기를 모두 포함하고 있어서 남녀 모두에게 쉽지 않은 자세입니다.

그래서 고관절을 비트는 대신 상반신을 크게 틀어 대각선 뒤쪽을 향해 네발기기 자세를 취해야 합니다. 양손을 짚어 체중을 지탱하고 무거운 머리를 아래로 하면 엉덩이는 자연스럽게 뜹니다.

바닥에서 떼는 것은 '엉덩이 ▶ 양 무릎(한 무릎씩) ▶ 양손'의 순서입니다. 양손으로 무언가를 잡고 일어서려 하는 것은 좋지 않습니다.

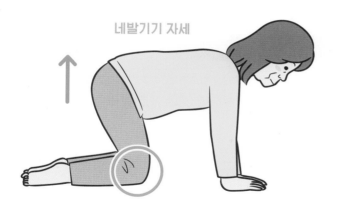
네발기기 자세

3 네발기기 자세로

엉덩이를 올리고 양 무릎을 바닥에 붙여 네
발기기 자세를 만든다. 이 자세로는 안정감
있게 이동할 수 있기에 바닥에 앉아 생활하
는 좌식 주거 공간에서 생활할 때 활용할
수 있다.

4 네발 서기 자세로

네발기기 자세에서 한 무릎씩 바닥에서 떼
고 다리를 펴 '네발서기 자세'를 만든다. 아
기들은 이 상태로도 잘 이동하지만 어르신
에게는 어려울 수 있다.

> CHECK
> 중심이 높아지면서 균형이 흐트러지
> 니 천천히 움직인다.

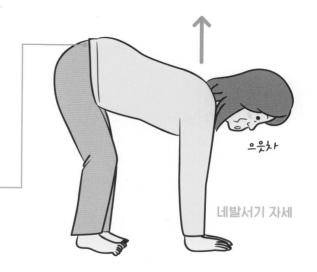
으읏차

네발서기 자세

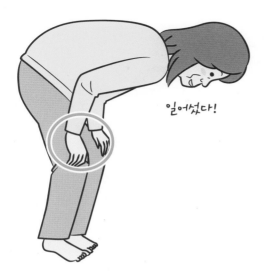
일어섰다!

5 바닥에서 손을 떼고 천천히
일어선다

손을 한쪽씩 바닥에서 떼어 다리 쪽으로 가
져온다. 손을 순서대로 무릎으로 이동시켜
천천히 상체를 일으키고 허리와 무릎을 펴
면서 천천히 일어선다.

받침대를 사용해
바닥에서 일어서는 방법 셀프케어

네발서기 자세에서 손을 바닥에서 떼기가 두려운 사람을 위해 안정감 있는 받침대를 사용하자.

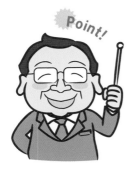

Point!

일어서기 동작이 불안정한 사람은 받침대를 쓰면 안전하게 일어설 수 있다. 네발기기 자세가 되었을 때 받침대가 눈앞에 올 수 있도록 대각선 뒤쪽에 두는 것이 핵심이다. 받침대에 손을 짚고 천천히 일어서자.

1 받침대를 놓는다

40~50cm 높이의 받침대를 어르신이 몸을 트는 방향의 대각선 뒤에 놓는다.

> ☑ CHECK
> 의자도 받침대로 쓸 수 있다. 어르신이 안심하고 체중을 실을 수 있는 튼튼하고 몸에 맞는 높이로 선택하자.

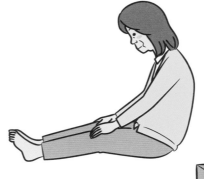

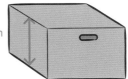

40~50cm

2 몸을 비튼다

몸을 천천히 비튼다. 받침대가 너무 가까우면 네발기기 자세가 되었을 때 머리에 닿을 수 있으니 주의하자.

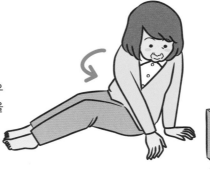

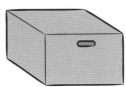

3 네발기기 자세를 만든다

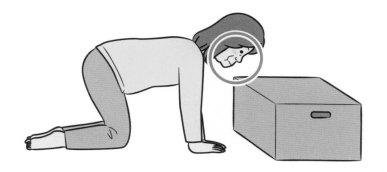

네발기기 자세가 되었을 때 받침대가 눈앞에 있으면 올바른 위치다. 너무 멀면 손이 닿지 않으니 주의하자.

4 양손으로 받침대를 짚는다

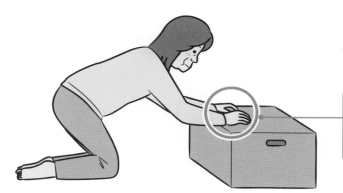

손을 한쪽씩 받침대 위에 올린다. 양손에 체중을 실으면 이후의 동작이 원활해진다.

> ☑ CHECK
> 받침대를 짚을 때는 손끝이 아닌 손바닥 전체로 짚는다.

5 천천히 일어선다

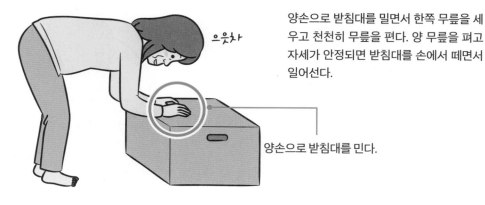

으윽차

양손으로 받침대를 밀면서 한쪽 무릎을 세우고 천천히 무릎을 편다. 양 무릎을 펴고 자세가 안정되면 받침대를 손에서 떼면서 일어선다.

양손으로 받침대를 민다.

반신마비인 사람이
바닥에서 일어서는 방법 셀프케어

마비가 있어도 자력으로 일어설 수 있다. 마비가 심할 때는 다리를 보조 기구로 고정해 보자.

Point!

손으로 체중을 지탱하지 못해도 불편한 쪽 다리를 쭉 펴서 체중을 지탱할 수 있다면 바닥에서 일어설 수 있다. 마비 정도가 심할 때는 다리 전체를 감싸는 보조 기구를 써서 무릎관절을 고정시키면 자력으로 일어설 가능성이 높아진다.

1 건강한 쪽 다리를 굽혀서 옆으로 기울인다

건강한 쪽 다리의 무릎을 굽혀서 옆으로 기울인다. 이 무릎과 쭉 뻗은 불편한 쪽 발이 삼각형의 밑변을 이룬다.

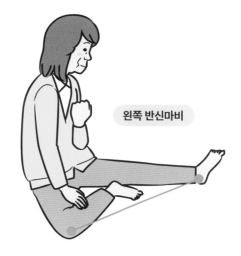

왼쪽 반신마비

2 건강한 쪽 손을 삼각형의 꼭짓점에

삼각형의 꼭짓점에 가까운 부분을 건강한 쪽 손으로 짚는다. 이때 힘을 실으면 엉덩이가 자연히 위로 들린다.

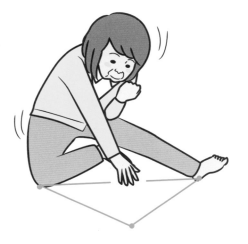

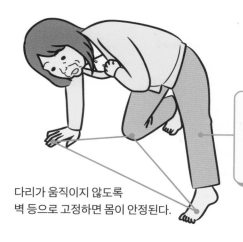

3 세 점으로 몸을 지탱한다

건강한 쪽 무릎과 손, 불편한 쪽 다리가 만드는 세 점으로 몸을 지탱한다. 삼각형 면적이 넓을수록 몸이 안정된다. 불편한 쪽 다리가 움직이지 않도록 가구나 벽에 고정하면 좋다.

☑ **CHECK**
불편한 쪽 다리를 쭉 뻗는 사람이 많다. 그 특징을 잘 활용하자.

다리가 움직이지 않도록
벽 등으로 고정하면 몸이 안정된다.

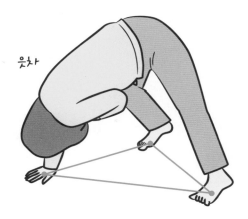

영차

4 무릎을 세워서 세 점으로 세발서기 자세를 만든다

건강한 쪽 무릎을 세우고 세 점으로 지탱하는 세발서기 자세를 만든다. 무릎을 세울 때 손과 불편한 쪽 다리로만 지탱한다.

☑ **CHECK**
마비 정도가 심해 다리가 흔들거려서 움직일 수 없을 때는 긴 보조 기구로 무릎과 발목을 고정하면 다리를 쭉 뻗을 수 있다.

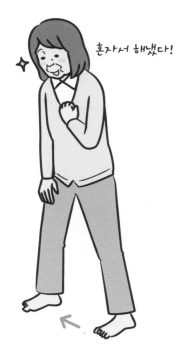

혼자서 해냈다!

5 손을 떼고 다리를 모은다

바닥에 붙은 손을 몇 차례에 나누어 몸쪽으로 끌어당긴 후 손을 바닥에서 떼어 무릎으로 옮긴다. 그리고 천천히 상체를 일으킨다. 불편한 쪽 다리를 건강한 다리 쪽으로 가져와서 모은다.

바닥에서 일어서는 것을 돕는다

일부 케어에서는 자연스러운 동작을 유도하고 안정감을 주도록 신경 쓰자.

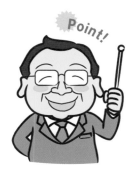

Point!

보행기를 밀며 어떻게든 자립해서 걷는 사람이라면 바닥에서 일어서기를 스스로 할 수 있을 것이다. 다만 네발기기 자세를 만들 때 힘을 어떻게 실어야 할지 유도하고 심리적 불안을 없애주기 위해 버팀목 역할을 하는 것이 중요하다.

1 무릎을 펴고 앉는다

무릎을 살짝 굽힌 자세여도 상관없다. 간호인은 어르신이 몸을 비트는 방향의 반대쪽에 자리를 잡는다. 같은 쪽에 있으면 어르신의 자연스러운 움직임을 방해하기 때문이다.

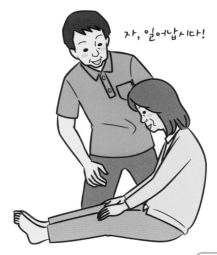

자, 일어납시다!

2 골반을 지탱해서 유도한다

어르신은 몸을 비틀어 바닥에 양손을 붙인다. 그때 간호인은 어르신이 엉덩이 드는 것을 돕는다. 어르신이 엉덩이를 들어 올릴 수 있도록 살짝 유도해 주자.

☑ CHECK
간호인은 어르신의 허리로 원을 그리듯이 유도해 나간다.

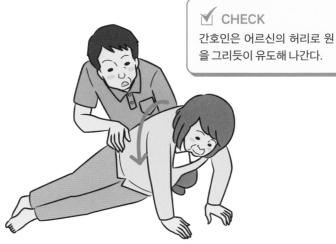

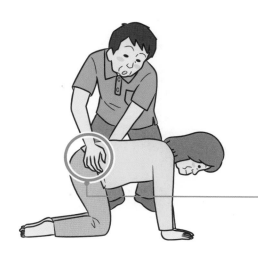

3 네발기기 자세를 유지한다

엉덩이가 올라가 네발기기 자세가 되면 난
관을 하나 돌파한 셈이다. 다음 난관을 향
해 자세와 호흡을 고르자.

— 골반을 지탱해 준다.

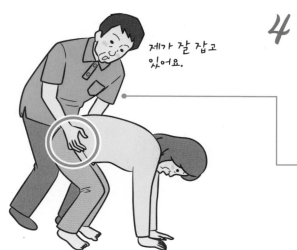

제가 잘 잡고
있어요.

4 안전을 위한 몸을 지탱하기

무릎을 펴서 네발서기 자세를 만든다. 어르
신이 불안해하지 않도록 간호인은 골반이
나 허리띠를 가볍게 잡아준다.

☑ CHECK
이때 위로 잡아당겨서는 안 된다. 오히
려 자세가 불안정해진다. 만일의 상황
에 대비해 잡아주는 것이다.

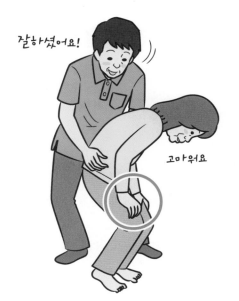

잘하셨어요!

고마워요

5 손을 떼고 일어선다

바닥에서 손을 떼고 조금씩 상체를 일으키
면서 일단 손으로 무릎을 짚는다. 그리고
서서히 몸을 일으키자. 간호인이 곁에 있어
주는 것만으로도 안심하며 일어설 수 있다.

☑ CHECK
갑자기 일어서면 휘청일 수 있으므
로 간호인은 어르신이 완전히 일어
섰음을 확인한 다음 손을 뗀다.

어르신의 손을 잡고
엉덩이부터 닿게 하지 않았는가?

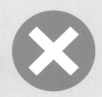

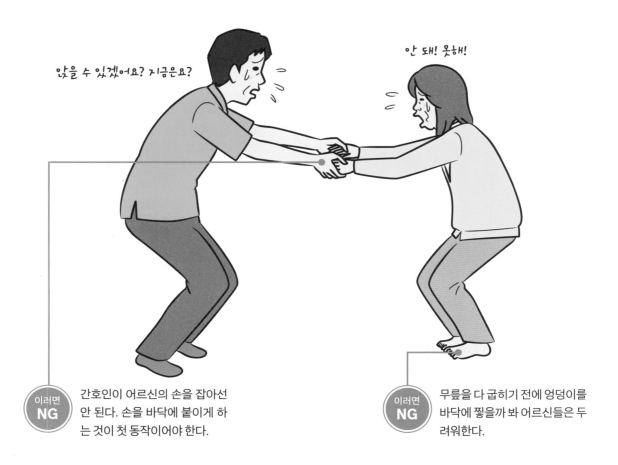

앉을 수 있겠어요? 지금은요?

안 돼! 못해!

이러면 NG 간호인이 어르신의 손을 잡아선 안 된다. 손을 바닥에 붙이게 하는 것이 첫 동작이어야 한다.

이러면 NG 무릎을 다 굽히기 전에 엉덩이를 바닥에 찧을까 봐 어르신들은 두려워한다.

앉을 때는 엉덩이를 맨 마지막에 바닥에 붙인다

바닥에서 일어서기와 마찬가지로 '바닥에 앉기' 동작도 좌식 주거 공간에서 생활하기 위해서는 꼭 필요한 동작이다. 간호인은 양손을 앞에서 잡거나 뒤에서 안는 형태로 잡았다가 엉덩이부터 쿵 찧는 일이 생기지 않도록 해야 한다.

엉덩이부터 닿으면 위험

엉덩이부터 붙이려고 하면 어르신들은 몸이 흔들려서 불안을 느낀다. 그래서 양손으로 손잡이나 간호인의 손을 잡은 상태로 앉으려 한다. 그런데 그렇게 하다가는 엉덩이가 쿵 떨어져 등뼈의 압박 골절을 일으킬 위험이 있다.

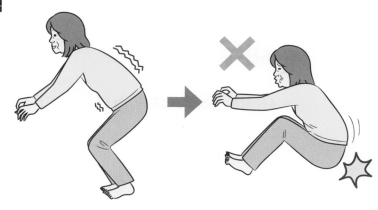

쉽고 안전하게 앉는 법

양손을 바닥에 붙이는 것이 첫 동작이다. 다음으로 무릎을 차례로 바닥에 붙여 네발기기 자세를 만들고 마지막으로 엉덩이를 붙인다. 이것이 가장 안전하면서도 쉬운 방법이다.

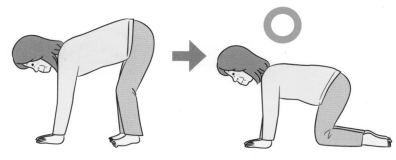

네발서기 자세

바닥에 앉을 때는 먼저 손을 붙이고 네발서기 자세로 몸을 안정시킨다

바닥에서 일어서는 동작을 떠올려보세요. 앉은 자세에서 먼저 몸을 비틀어 양손으로 바닥을 짚고 엉덩이를 들어 네발기기 자세를 만들고, 그리고 다시 네발서기 자세를 만들었습니다. 마지막으로 양손을 바닥에서 뗐습니다.(84쪽 참고)

　바닥에 앉을 때는 이 움직임의 순서를 거꾸로 따라하면 됩니다. 즉 맨 처음에 양손을 바닥에 붙이고 양손과 양발로 지탱하는 네발서기 자세를 만듭니다. 다음으로 한 무릎씩 바닥에 붙이고 네발기기 자세를 만듭니다. 그 후 몸을 비틀어 엉덩이를 내려놓습니다. 무릎이 잘 굽혀지는 사람은 네발기기 자세 대신 무릎을 꿇은 자세여도 상관없습니다. 손을 바닥에 짚는 것이 두려운 사람은 안정감 있는 받침대를 사용하기 바랍니다.(95쪽 참고)

기본 중의 기본

- 엉덩이부터 쿵 떨어지면 위험!
- 손 ▶ 무릎 ▶ 엉덩이 순으로 바닥에 붙인다.
- 바닥에서 일어서기의 순서를 거꾸로 한다.

'바닥에 앉기' 동작의 기본을 배우자 셀프케어

좌식 주거 공간에서 생활할 때 꼭 필요한, 서 있다가 바닥에 앉는 움직임의 기본 동작을 익히자.

1 양손을 바닥에 붙인다

먼저 선 자세에서 양손을 바닥에 붙인다. 두렵다면 안정감 있는 받침대를 사용하자.(95쪽 받침대를 사용하는 방법 참고)

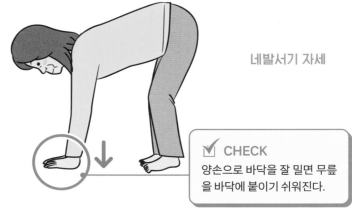

네발서기 자세

> ☑ CHECK
> 양손으로 바닥을 잘 밀면 무릎을 바닥에 붙이기 쉬워진다.

2 네발기기 자세를 만든다

1의 '네발서기' 자세에서 뒤로 한 발 물러서면서 무릎을 하나씩 바닥에 붙여 네발기기 자세를 만든다.

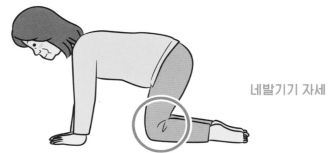

네발기기 자세

어르신이 두려워하는 동작은 무엇일까?

서 있다가 마루나 방바닥에 앉는 동작은 어르신들에게 공포 그 자체입니다. 시선에 높낮이 차가 생겨서 심리적으로 불안을 느끼기에 양손으로 손잡이나 간호인의 팔 등을 잡고 싶어 합니다. 그렇게 되면 손을 바닥에 붙이는 동작을 할 수가 없습니다.

'손잡이의 올바른 위치' 부분에서 설명했듯이(73쪽) 손으로 무언가를 당기려는 움직임은 올바른 동작이라고 할 수 없습니다. 몸의 균형을 잡기 어려운 상태가 되어 놓치면 쓰러집니다. 그래서 쓰러지지 않으려고 더 힘껏 움켜잡게 됩니다.

양손으로 '밀기', 즉 체중을 지탱하는 것이 올바른 기본 동작이며, 이것은 바닥에 앉을 때도 적용됩니다.

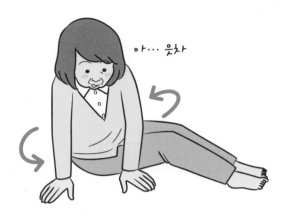

3 엉덩이를 바닥에 붙인다

네발기기 자세에서 몸을 비틀어 엉덩이를 바닥에 붙인다. 무릎을 충분히 굽힐 수 있는 사람은 몸을 비틀지 않고 그대로 무릎을 꿇고 앉아도 상관없다.

> ☑ **CHECK**
> 좌우 모두 가능하면 좋다.

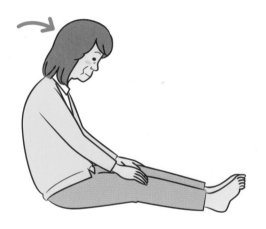

4 몸을 정면으로 한다

손을 한쪽씩 바닥에서 떼어 양손을 무릎 위에 올리고 정면을 향한다. 고개를 살짝 숙이면 안정감 있게 앉을 수 있다.

받침대를 사용하는 방법

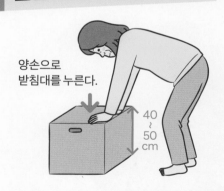

양손으로
받침대를 누른다.

40
~
50
cm

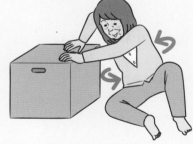

서 있는 어르신의 눈앞에 40~50cm의 안정감 있는 받침대를 놓고 그 위에 양손을 얹는다. 의자 시트도 받침대 대용으로 사용할 수 있다.

무릎을 차례로 붙이고 일단 네발기기 자세를 만든다. 이후 그림과 같이 몸을 비틀어 엉덩이를 바닥에 붙인다.

바닥에 앉는 것을 돕는 방법 일부 케어

바닥에서 일어설 때의 움직임 순서를 거꾸로 알려주자.

Point!

마루나 방바닥에 앉을 때 어르신은 엉덩이를 찧을까 봐 불안해서 어딘가를 잡으려 한다. 이때 간호인이 그 손을 잡아주면 엉덩이부터 바닥에 쿵 찧는 결과가 되기에 주의해야 한다.

1 양손을 무릎에 얹는다

먼저 양손을 무릎에 얹는다. 간호인은 어르신이 균형을 잃지 않도록 허리 부근을 양손으로 가볍게 지탱해 준다.

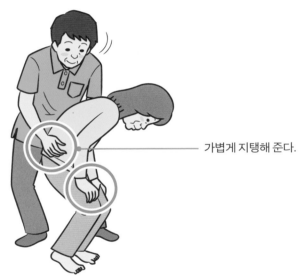

가볍게 지탱해 준다.

2 네발서기 자세를 만든다

몸을 숙여 양손을 바닥에 짚고 네발서기 자세를 만든다. 간호인은 옆에 서서 어르신의 허리띠나 허리 부근을 가볍게 잡아준다.

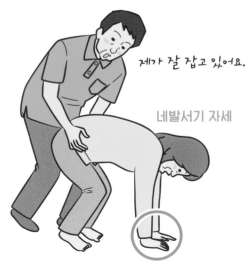

제가 잘 잡고 있어요.

네발서기 자세

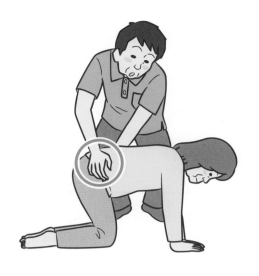

3 네발기기 자세를 만든다

무릎을 한쪽씩 바닥에 내려놓고 네발기기 자세를 만든다. 간호인은 안전을 위해 허리 띠나 허리 부근을 잡아준다. 이때 잡아당기지 않도록 주의한다.

> ☑ CHECK
> 간호인이 있더라도 반드시 네발기기 자세를 거쳐서 허리를 내리도록 한다.

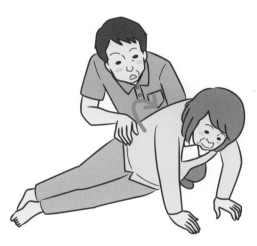

4 몸을 비틀어 엉덩이를 붙인다

몸을 비틀어서 엉덩이를 바닥에 붙인다. 간호인은 허리띠나 허리 부근을 살짝 잡고 움직임을 유도한다.

> ☑ CHECK
> 간호인은 어르신의 움직임을 지켜보면서 잡아준다. 이때 재촉하거나 허둥대지 않도록 한다.

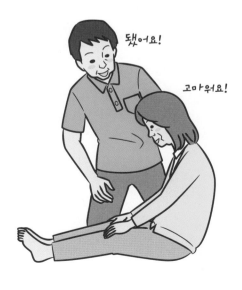

됐어요!

고마워요!

5 무릎을 편다

양손을 바닥에서 떼어 무릎 위에 얹고 정면을 향한다. 고개를 조금 숙이면 안정된 자세로 앉을 수 있다.

반신마비인 사람이 바닥에 앉는 방법

셀프케어

반신마비인 사람도 움직임의 핵심만 파악하면 자력으로 바닥에 앉을 수 있다.

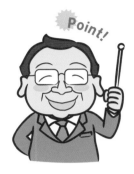

Point!

반신마비인 사람도 건강한 쪽 손을 바닥에 짚고 네발서기 자세를 만들면 혼자서도 앉을 수 있다. 마비의 정도는 사람마다 다르다. 움직임의 기본을 파악해서 어떻게 하면 가능할지 방법을 찾자.

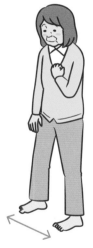

1 다리를 벌린다

어느 쪽 다리를 벌릴지는 마비의 정도에 따라 다르다. 균형을 잡기 쉬운 방법을 찾아보자. 불안하다면 건강한 쪽 손으로 벽을 짚고 시도하자.

왼쪽 반신마비

2 손을 바닥에 짚는다

마비가 없는 쪽 무릎을 굽혀 자세를 낮춘다. 건강한 쪽 손으로 바닥의 앞쪽을 짚는다. 이때 불편한 다리는 쭉 편다. 다리를 벽이나 가구로 지탱해 움직이지 않게 하면 안정적이다.

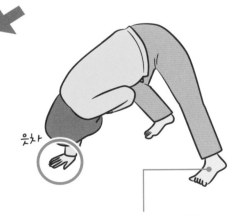

영차

벽 같은 지지할 곳을 이용해 발을 고정해 두면 자세가 안정된다.

3 건강한 쪽 무릎을 바닥에 붙인다

건강한 쪽 손과 무릎, 불편한 다리 등 세 점으로 몸을 지탱한다. 이 삼각형의 면적이 넓을수록 자세가 안정된다.

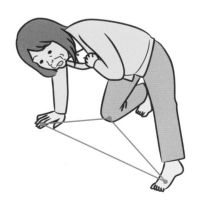

4 엉덩이를 바닥에 붙인다

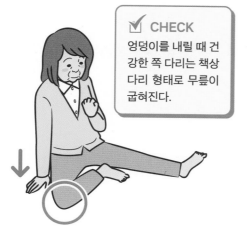

> ☑ CHECK
> 엉덩이를 내릴 때 건강한 쪽 다리는 책상 다리 형태로 무릎이 굽혀진다.

손으로 바닥을 밀어 지탱하면서 엉덩이를 바닥에 내려놓는다.

5 몸을 정면으로 돌린다

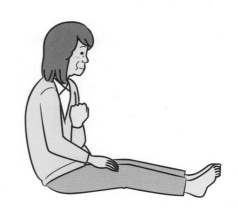

손을 바닥에서 떼어 무릎에 얹는다. 머리를 건강한 쪽(여기서는 오른쪽 대각선 앞)으로 기울이면 안정된다.

Q 반신마비인 사람이 균형을 잡는 법은?

A. 한쪽 손발에 마비가 있는 사람의 장애 중 하나는 균형을 잘 잡지 못하는 것입니다. 바닥에 앉아 있을 때나 침대에 걸터앉아 있을 때 등받이가 없으면, 반신마비인 사람은 마비가 있는 쪽 뒤로 쓰러질 듯한 자세가 됩니다.

불편한 쪽의 손으로 지탱하지 못하니까 긴장한 나머지 등이 쭉 펴져 후두부부터 쩔으면서 쓰러지는 경우도 있으니 주의해야 합니다.

머리를 마비가 없는 쪽에서 비스듬히 앞으로 내민 다음 자세가 안정되면 건강한 쪽 손을 바닥에서 떼어보세요. 손을 사용할 수 있게 됩니다.

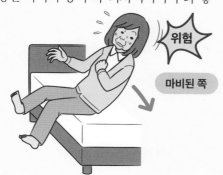

위험

마비된 쪽

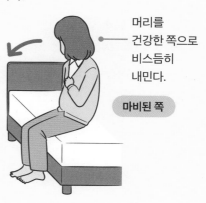

머리를 건강한 쪽으로 비스듬히 내민다.

마비된 쪽

자세의 종류와 동작의 흐름 차트

지금까지 배운 돌아눕기에서 보행까지의 자세와 동작을 연결해 정리했다.

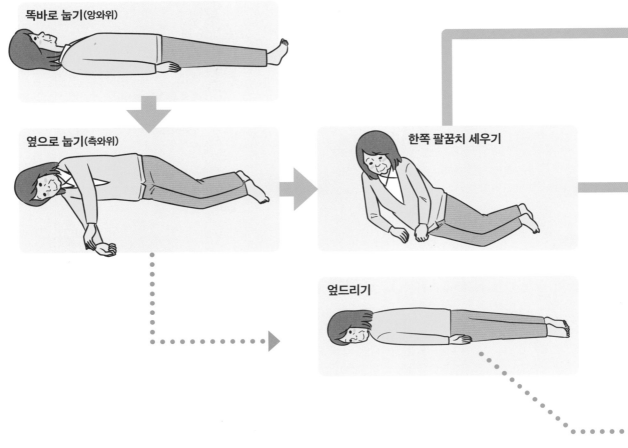

똑바로 눕기(앙와위)

옆으로 눕기(측와위)

한쪽 팔꿈치 세우기

엎드리기

자세와 동작의 흐름은 재활과 같다

위 차트는 사람의 자세와 동작의 흐름을 그림으로 나타낸 것입니다. 똑바로 누운 자세에서 중심이 높은 선 자세(입위)에 이르기까지의 경로를 이해할 수 있을 것입니다.

이것은 재활 기능 훈련의 흐름이자 아기가 발달해 가는 과정이기도 합니다. 단, 아기는 한쪽 팔꿈치를 세우는 자세는 취하지 못합니다. 그림에서 점선(⋯)으로 표시한 경로가 아기의 발달 과정입니다.

각각의 자세에는 이동 동작이 동반됩니다. 앉은 채로의 이동, 네발기기 자세로 하는 기기 동작, 무릎서기 자세에서의 이동 등은 좌식 생활환경에서 안심하며 안전하게 이동할 수 있습니다. 서서 걷는 것뿐 아니라 여기서 소개한 이동 동작도 활용합시다.

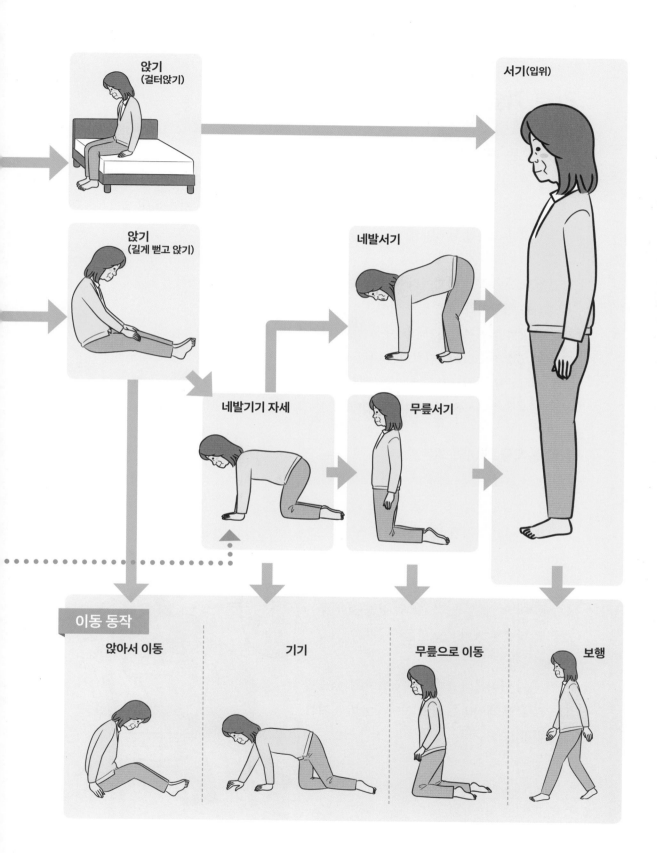

앉기
(걸터앉기)

서기(입위)

앉기
(길게 뻗고 앉기)

네발서기

네발기기 자세

무릎서기

이동 동작

앉아서 이동

기기

무릎으로 이동

보행

101

간호 기술을 배웠다는 착각

안정간호는 케어가 아니다

자격을 취득한 사람은 물론 일반인도 간호 강좌 등을 통해 간호의 요령을 배울 기회는 얼마든지 있습니다. 그런데 거기에서 배웠다고 해서 간호의 방법을 알고 있다고 단언해서는 안 됩니다.

먼저 대부분의 간호 방법은 스스로 움직이지 못하거나 움직여서는 안 되는 중병인을 대상으로 한 방법이지 자립의 촉진을 위한 것이 아닙니다. 진정한 간호는 '생각하는 지팡이가 되는 것'이어야 합니다.(26쪽 참고)

간호 방법을 가르치기가 어려운 이유는 환자에 따라 할 수 있는 것과 할 수 없는 것이 있으며, 그 또한 간호하는 사람에 따라 모두 다르기 때문입니다.

장애의 종류와 정도가 다르고 노화의 진행 방식도 다릅니다. 간호 방법을 매뉴얼화하는 것이 어려운 것도 이 때문입니다.

일상 동작을 케어의 기본으로

사람마다 상태가 제각각인데 간병 케어법을 배워봐야 의미가 있을까? 하고 의문을 품는 사람도 있을 것입니다.

그래서 나는 우리가 매일 하는 동작을 기본으로 삼게 되었습니다. 그것이 가장 생리학에 맞는, 즉 사람의 자연스러운 움직임에 따른 방법이기 때문입니다.

사람마다 장애나 노화의 정도가 다르기에 그 사람이 할 수 있는 것, 할 수 없는 것을 구분하면 맞춤형 케어법을 만들어나갈 수 있습니다.

이 책이 여러분의 소중한 사람을 위해 해줄 수 있는 맞춤형 케어법을 만드는 데 도움이 되기를 바랍니다.

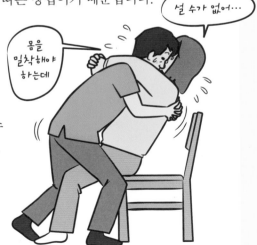

제 6 장

보행 & 이동 · 옮겨 타기

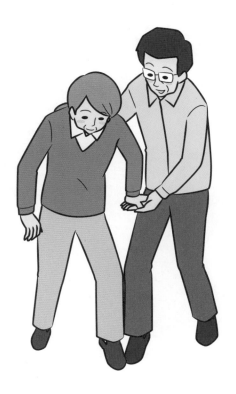

마비가 있더라도 걸어서 또는 휠체어에 타고 외출하는 것은,
생활 반경을 넓히기 위해서도 중요한 일이다.
이 장에서는 안전하고 몸에 부담을 주지 않는
이동과 옮겨 타기의 방법을 소개한다.

손을 잡아 끌어당기면서 걷지는 않았는가?

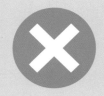

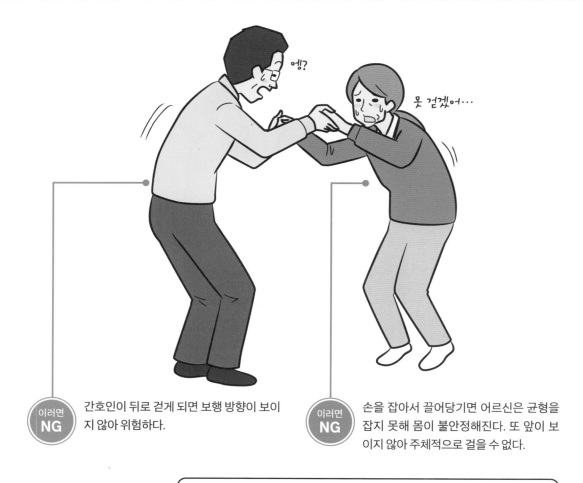

이러면 NG 간호인이 뒤로 걷게 되면 보행 방향이 보이지 않아 위험하다.

이러면 NG 손을 잡아서 끌어당기면 어르신은 균형을 잡지 못해 몸이 불안정해진다. 또 앞이 보이지 않아 주체적으로 걸을 수 없다.

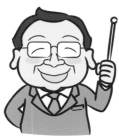

간호인은 어르신들에게 '지팡이'다!
보행 케어 시 어르신의 양손을 붙잡고 앞으로 잡아당겨주려는 사람이 있다. 그런데 그렇게 하면 어르신이 일방적으로 끌려가는 듯한 상태가 되어 위험하다. 간호인은 어르신에게 '지팡이'가 되어 주어야 한다.

보행 케어의 두 가지 기본 동작

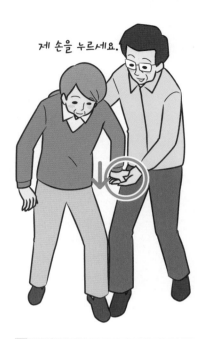

제 손을 누르세요.

손을 잡고 허리를 받쳐준다

한 손으로 간호인의 손을 잡고 지탱하면서 걷게 한다. 넘어지는 것을 방지하기 위해 허리 부근이나 허리띠를 잡아준다.

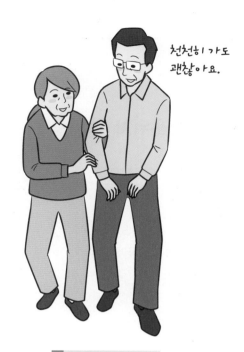

천천히 가도 괜찮아요.

팔을 잡게 한다

어르신이 간호인의 팔을 잡고 본인의 속도로 걷는다. 그야말로 간호인은 어르신의 몸을 지탱해 주는 지팡이 역할이다.

간호인은 몸을 지탱해 주는 '지팡이' 진행 방향을 보며 함께 걷자

'서로 마주보기'가 올바른 케어법이라고 착각할 수 있는데, 그 상태에서는 둘 다 진행 방향이 보이지 않습니다.

또 양손을 잡아당기면 어르신의 안전한 보행 속도가 무너지고 뒤꿈치가 들려서 보행이 방해되는 일도 적잖아 있습니다. 보행 케어는 '연행'이 아닙니다. 주의해야 합니다.

예외적으로 파킨슨병 환자를 케어할 때 양손을 잡는 경우가 있습니다.(좌우 손을 교대로 올리고 내리며 중심 이동을 유도해 발을 내딛기 쉽게 하

기 위해서입니다.) 하지만 그 외에는 위 그림과 같이 나란히 앞을 보면서 어르신의 걸음 속도에 맞춰 걷는 것이 보행 케어의 기본입니다. 간호인은 '지팡이', 그중에서도 '생각하는 지팡이'임을 잊지 말아야 합니다.

기본 중의 기본

- 손은 균형을 잡을 수 있도록 자유롭게 둔다.
- 유사시 몸을 지탱해 주는 '지팡이'가 되자.
- 손을 앞으로 끄는 것은 특별한 때만 해당한다.

'지팡이 보행'의 기본을 배우자

'넘어지기 전에 지팡이'라는 말이 있다. 지팡이는 노쇠한 몸을 움직이는 데 중요한 도구다.

▌ 간호인의 위치

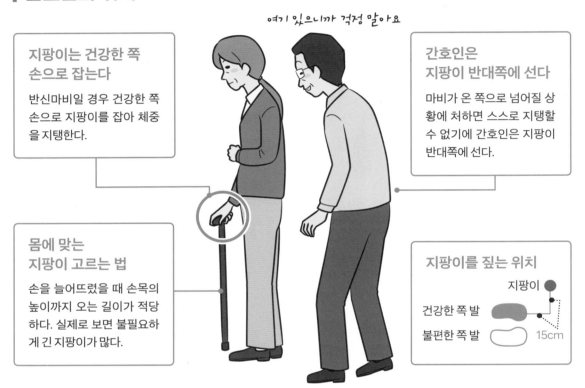

여기 있으니까 걱정 말아요

지팡이는 건강한 쪽 손으로 잡는다

반신마비일 경우 건강한 쪽 손으로 지팡이를 잡아 체중을 지탱한다.

간호인은 지팡이 반대쪽에 선다

마비가 온 쪽으로 넘어질 상황에 처하면 스스로 지탱할 수 없기에 간호인은 지팡이 반대쪽에 선다.

몸에 맞는 지팡이 고르는 법

손을 늘어뜨렸을 때 손목의 높이까지 오는 길이가 적당하다. 실제로 보면 불필요하게 긴 지팡이가 많다.

지팡이를 짚는 위치

지팡이

건강한 쪽 발

불편한 쪽 발

15cm

왼쪽 무릎에 통증이 있을 때는 어느 쪽 손으로 지팡이를 잡아야 할까?

뇌졸중으로 한쪽 손발에 마비가 왔을 때는 지팡이를 마비가 오지 않은 쪽 손으로 잡습니다. 마비된 쪽 손으로는 잡을 수 없으니 당연한 얘기입니다.

그렇다면 마비가 없고 왼쪽 무릎에 통증이 있을 때는 어느 쪽 손으로 지팡이를 잡아야 할까요? 통증이 있는 왼쪽 무릎을 지탱해 주기 위해 왼손으로 잡아야 한다고 생각하기 쉽지만 정답은 '오른손'입니다.

그 이유는 사람의 걷기 동작에서 찾을 수 있습니다. 왼발이 앞으로 나올 때는 오른손이 나오므로, 왼발을 오른손으로 잡은 지팡이가 지탱해 주는 것입니다.

지팡이 보행의 기본 동작

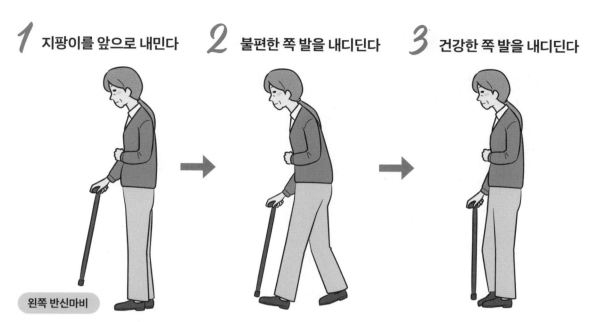

1 지팡이를 앞으로 내민다

2 불편한 쪽 발을 내디딘다

3 건강한 쪽 발을 내디딘다

왼쪽 반신마비

안정된 자세로 서서 먼저 지팡이를
앞으로 내민다.

지팡이와 건강한 쪽 발에 체중을 싣
고 불편한 쪽 발을 내디딘다.

이 보행법을 '3동작 보행'이라 부른
다. 안전하고 안정적으로 걷는 방법
이다.

지팡이 보행에 익숙해졌다면

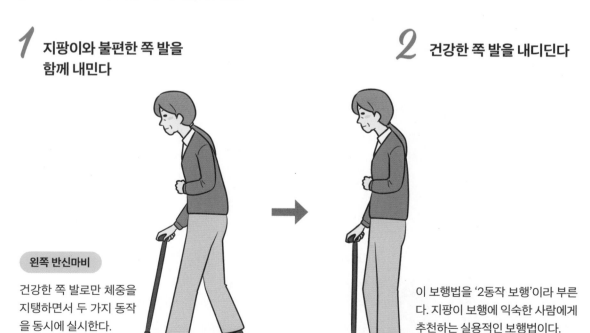

1 지팡이와 불편한 쪽 발을
함께 내민다

2 건강한 쪽 발을 내디딘다

왼쪽 반신마비

건강한 쪽 발로만 체중을
지탱하면서 두 가지 동작
을 동시에 실시한다.

이 보행법을 '2동작 보행'이라 부른
다. 지팡이 보행에 익숙한 사람에게
추천하는 실용적인 보행법이다.

계단을 오를 때 위쪽 칸에 서서 잡아당기지 않았는가?

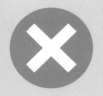

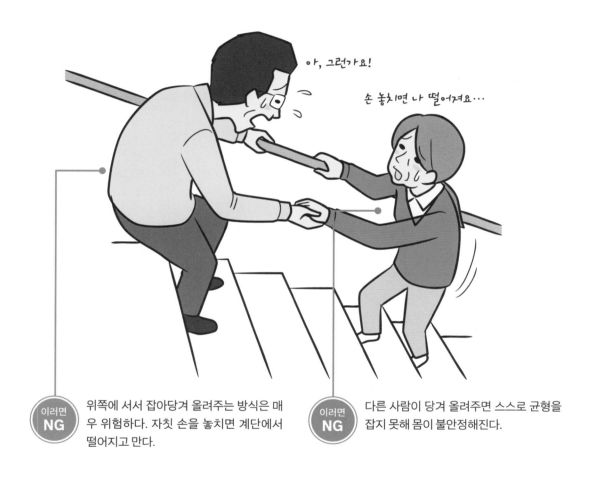

아, 그런가요!

손 놓치면 나 떨어져요···

이러면 NG 위쪽에 서서 잡아당겨 올려주는 방식은 매우 위험하다. 자칫 손을 놓치면 계단에서 떨어지고 만다.

이러면 NG 다른 사람이 당겨 올려주면 스스로 균형을 잡지 못해 몸이 불안정해진다.

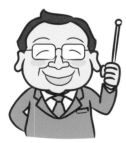

위에서 끌어당겨 올리려 한다면 불찰
우리는 자신의 발과 손, 손에 쥔 지팡이 등으로 체중을 지탱하고 균형을 잡으며 움직인다. 이때 끌어당겨지면 몸의 균형이 무너지게 된다. 특히 계단을 오를 때 끌어당겨 올리면 위험하다!

▌계단 오르내리기 케어의 기본 동작

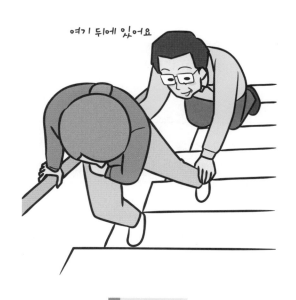

여기 뒤에 있어요

올라갈 때

간호인은 더 아래 칸에 서서 만일의 상황에 대비한다. 엉덩이를 살짝 받쳐주면 몸이 안정된다.

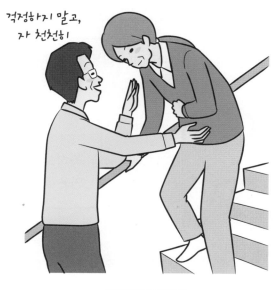

걱정하지 말고, 자 천천히

내려갈 때

올라갈 때보다 내려갈 때가 더 무서운 법이다. 간호인이 아래 칸에 자리를 잡고 가볍게만 받쳐줘도 안심하게된다.

계단 오르내리기는 아래 칸에서 돕는 것이 대원칙

나는 가장 중요한 간병 케어 용품을 '개인 물품'이라고 생각합니다. 오랜 세월 함께 생활해 몸에 익숙한 개인 물품에 둘러싸여 있으면 자신의 정체성을 확인할 수 있기 때문입니다. 그런 개인 물품에 둘러싸인 생활 공간이 집의 2층에 위치한 경우가 있습니다. 노화에 따른 체력 저하나 장애로 익숙한 생활 공간에 가지 못하게 되면 치매로 이어질 수 있습니다. 계단 오르내리기를 혼자 힘으로 안전하게 수행하는 것은 치매를 예방하는 데도 중요한 일입니다.

계단 오르내리기에서는 간호인이 아래 칸에서 돕는 것이 원칙입니다. 특히 내려올 때 심리적으로 무서움을 더 느끼기에 아래 칸에 서서 어르신이 발을 헛디뎌도 잡아줄 수 있다고 안심시켜야 합니다.

기본 중의 기본

- 위 칸에서 끌어당겨 올리면 안 된다.
- 계단 오르내리기는 아래 칸에서 돕는 것이 원칙.
- 계단은 올라갈 때보다 내려갈 때가 더 위험!

지팡이를 써서
계단을 오르내리는 방법 셀프케어

길거리에도 턱이 진 곳이나 짧은 계단이 많으므로 오르내리기의 기본 동작을 잘 익혀두자.

Point!

> 턱이 진 곳이나 짧은 계단을 오르내릴 때는 마비나 통증이 없는 쪽 다리가 항상 '위'에 있는 칸을 밟도록 하는 것이 핵심이다. 간호인은 몸의 불편한 쪽 뒤에 서도록 하자.

계단 올라가기 순서 지팡이 ▶ 건강한 발 ▶ 불편한 발

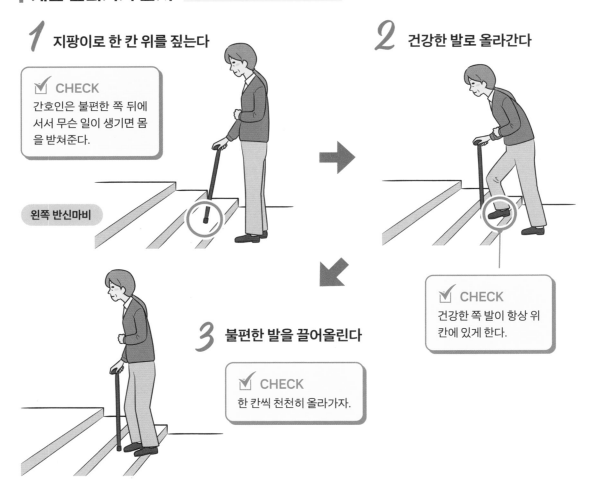

1 지팡이로 한 칸 위를 짚는다

☑ CHECK
간호인은 불편한 쪽 뒤에 서서 무슨 일이 생기면 몸을 받쳐준다.

왼쪽 반신마비

2 건강한 발로 올라간다

☑ CHECK
건강한 쪽 발이 항상 위 칸에 있게 한다.

3 불편한 발을 끌어올린다

☑ CHECK
한 칸씩 천천히 올라가자.

계단 내려가기 순서

지팡이 ▶ 불편한 발 ▶ 건강한 발

1 지팡이로 아래 칸을 짚는다

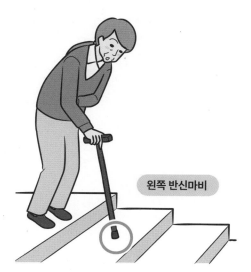

왼쪽 반신마비

2 불편한 발을 내려놓는다

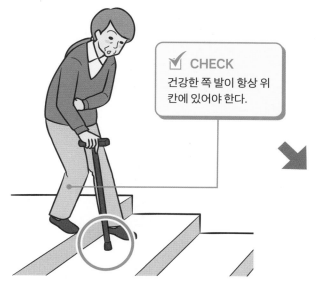

☑ **CHECK**
건강한 쪽 발이 항상 위 칸에 있어야 한다.

3 건강한 발을 재빠르게 내려놓는다

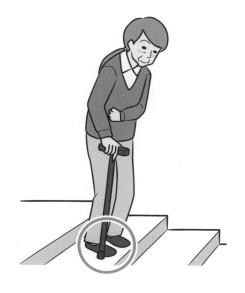

왜 건강한 발이 위 칸에 있어야 할까?

턱 진 곳이든 계단이든, 올라갈 때든 내려갈 때든, 마비되지 않았고 통증이 없는 쪽 발을 항상 위에 두는 것이 기본이다.

마비나 통증이 있으면 무릎을 굽힌 상태로 체중을 지탱하기가 어렵기 때문이다. 그 중요한 역할을 건강한 발이 담당하므로 올라갈 때는 먼저 위로 움직이고, 내려갈 때는 나중에 움직이는 것이다.

안전바를 이용해 계단을 오르내리는 방법 셀프케어

혼자서 계단을 안전하게 오르내릴 수 있게 되면 생활 공간이 한층 넓어진다.

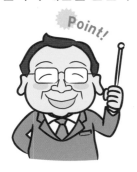

Point!

오르내릴 때 마비나 통증이 없는 쪽 발을 위에 두는 것이 기본이다. 즉 올라갈 때는 건강한 쪽부터, 내려갈 때는 불편한 쪽부터 먼저 내디딘다. 계단에 안전바를 설치할 때는 좌우 양쪽에 모두 설치하는 것이 핵심이다.

┃ 계단 올라가기 순서 건강한 발 ▶ 불편한 발

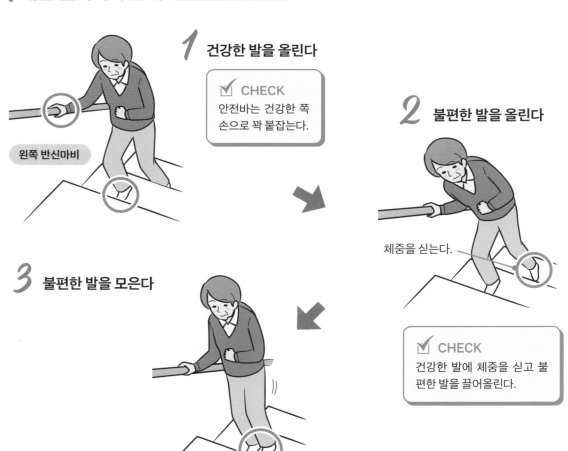

1 건강한 발을 올린다

✔ CHECK
안전바는 건강한 쪽 손으로 꽉 붙잡는다.

왼쪽 반신마비

2 불편한 발을 올린다

체중을 싣는다.

✔ CHECK
건강한 발에 체중을 싣고 불편한 발을 끌어올린다.

3 불편한 발을 모은다

계단 내려가기 순서 불편한 발 ▶ 건강한 발

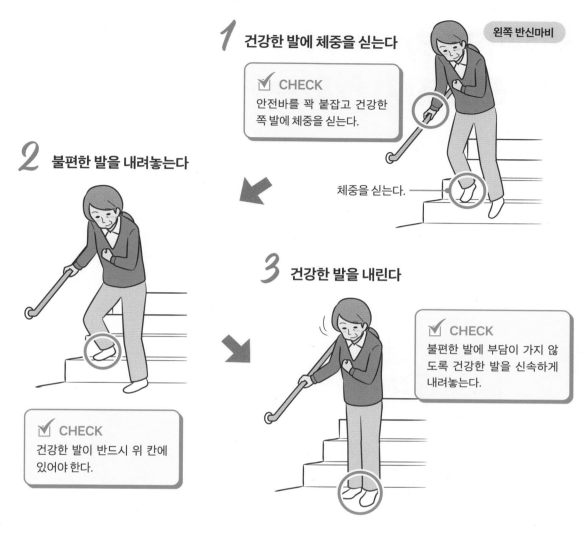

1 건강한 발에 체중을 싣는다

왼쪽 반신마비

☑ CHECK
안전바를 꽉 붙잡고 건강한 쪽 발에 체중을 싣는다.

체중을 싣는다.

2 불편한 발을 내려놓는다

3 건강한 발을 내린다

☑ CHECK
불편한 발에 부담이 가지 않도록 건강한 발을 신속하게 내려놓는다.

☑ CHECK
건강한 발이 반드시 위 칸에 있어야 한다.

안전바는 좌우 양쪽에 설치하는 것이 바람직

올라갈 때와 내려갈 때는 각각 반대 방향의 안전바를 잡게 됩니다. 즉 반신마비인 사람에게는 좌우 양쪽에 안전바가 필요합니다.

한쪽에만 설치해야 한다면 올라갈 때 건강한 쪽으로 잡고 오를 수 있게 설치하고 내려갈 때 뒤로 내려가는 방법이 있습니다. 뒤로 내려가는 것은 몸의 균형이 잘 잡혀 안정되고 심리적 불안감이 적다는 이점도 있습니다.

안전바가 없거나 불안할 때는 네발기기 자세로, 반신마비일 경우에는 세발기기 자세로 올라가는 방법도 있습니다. 물론 이때도 내려갈 때는 뒤로 내려갑니다.

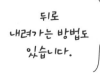

뒤로 내려가는 방법도 있습니다.

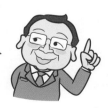

휠체어를 정면에서
태우려고 하지 않았는가?

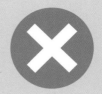

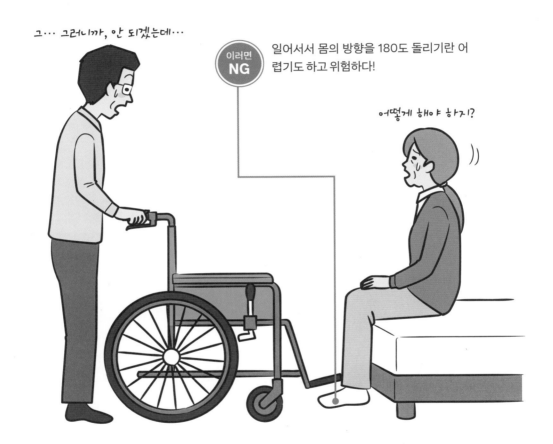

그… 그러니까, 안 되겠는데…

이러면 NG
일어서서 몸의 방향을 180도 돌리기란 어렵기도 하고 위험하다!

어떻게 해야 하지!?

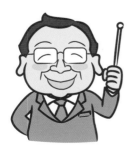

휠체어를 탈 때에는 몸의 회전을 최소한으로
침대에서 휠체어로, 휠체어에서 의자나 변기 등에 옮겨 앉는 것을 '이승'(바꾸어 타기)이라고 한다. 정면에서 옮겨 앉히려 하면 몸을 반대 방향으로 돌려야 하는 어려운 동작을 거쳐야 한다. 몸의 회전을 줄이는 방법을 생각하자.

휠체어 옮겨 타기가 수월한 환경을 만들자

받침대를 둔다

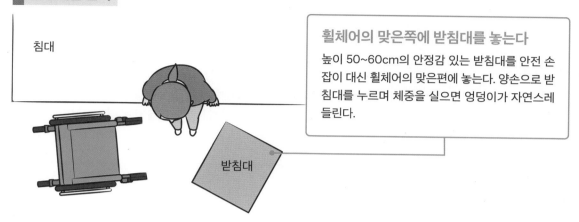

침대

받침대

휠체어의 맞은쪽에 받침대를 놓는다
높이 50~60cm의 안정감 있는 받침대를 안전 손잡이 대신 휠체어의 맞은편에 놓는다. 양손으로 받침대를 누르며 체중을 실으면 엉덩이가 자연스레 들린다.

이승용 안전 손잡이를 설치한다

침대에 수직이 되도록 설치하고
침대에서 되도록 먼 쪽을 잡고 일어선다.

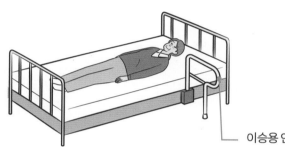

이승용 안전 손잡이

휠체어 이승 케어는
어르신들의 자리보전 상태를 예방하기 위한 기본

침대에서 의자로 옮겨 앉는 것, 휠체어를 타고 거실이나 화장실에 가는 것은 침상 생활이 아닌 일상생활을 하는 데 기본입니다.

그것을 돕는 것이 이승 케어입니다. 그런데 이승 케어를 하다가 허리를 다쳐 고생하는 간호인이 많습니다. 이승 케어의 기본 동작은 제4장에서 배운 '의자에서 일어서기'의 응용인데, 몸을 앞으로 숙이면 엉덩이는 자연히 들립니다.(67쪽 참고)

휠체어 맞은편에 적절한 높이의 받침대를 두면 수월하게 옮겨 앉을 수 있습니다. 손을 받침대 위에 얹고 양손으로 누르며 일어서야 합니다. 받침대 대신 침대에 설치하는 '이승용 안전 손잡이'를 사용해도 편리합니다.

기본 중의 기본

- 옮겨 앉을 휠체어는 정면에 두지 않는다.
- 휠체어 맞은편에 안정감 있는 받침대를 놓는다.
- 의자 시트도 받침대 대용으로 쓸 수 있다.

침대에서 휠체어로 옮겨 타는 방법 셀프케어

자립할 수 있는 환경을 만들자. 휠체어 맞은편에 안정감 있는 받침대를 놓아두면 편리하다.

Point!

침대에서 휠체어로 옮겨야 하는 것은 엉덩이다. 머리가 아니다. 몸을 앞으로 숙여 엉덩이가 들리면 몸을 돌려서 엉덩이부터 휠체어로 옮겨 탄다.

1 휠체어 맞은편에 받침대를 놓는다

휠체어를 정면에서 옮겨 타려 하지 않는다. 먼저 엉덩이를 휠체어 방향으로 두는 것이 정답이다.

> ☑ **CHECK**
> 휠체어 팔걸이가 분리되는 형태이면 더 편하게 옮겨 탈 수 있다.

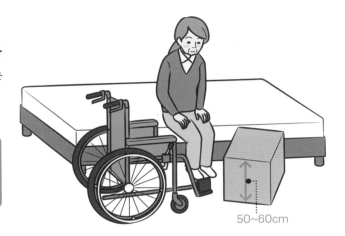

50~60cm

2 양손으로 받침대를 밀어 엉덩이를 띄운다

양손으로 받침대를 밀면 머리와 엉덩이가 앞뒤로 균형이 잡혀 엉덩이가 매트에서 가볍게 들린다.

양손으로 받침대를 누른다.

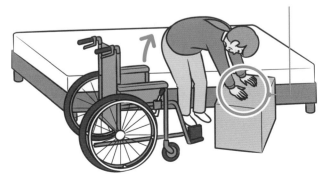

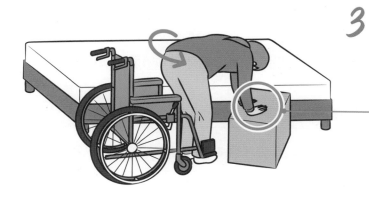

3 몸의 방향을 바꾼다

일어설 때 몸은 이미 조금 회전된 상태지만 엉덩이를 조금 더 휠체어 쪽으로 돌린다.

> ☑ CHECK
> 양손을 축으로 해서 몸을 돌린다.

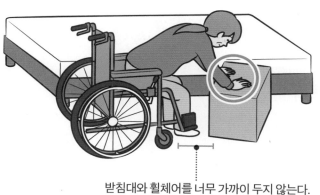

받침대와 휠체어를 너무 가까이 두지 않는다.

4 휠체어에 천천히 앉는다

양손으로 받침대를 짚은 채 엉덩이를 휠체어 시트에 천천히 내린다.

> ☑ CHECK
> 간호인은 어르신의 움직임을 지켜보면서 도움이 필요할 때만 잡아준다. 이때 재촉하거나 허둥대지 않도록 한다.

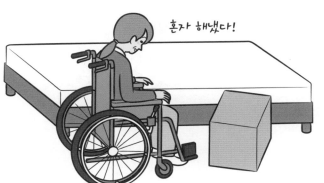

혼자 해냈다!

5 받침대에서 손을 떼고 자세를 가다듬는다

받침대에서 손을 떼고 상체를 일으킨다. 휠체어에 앉을 때 상체가 숙여 있을수록 엉덩이가 시트 깊숙이 들어가 안정감 있게 앉을 수 있다.

이승 케어 ❶ - 침대에서 휠체어로 일부 케어

되도록 도움을 받지 않고 혼자 힘으로 움직일 수 있도록 침대에서 휠체어로 유도하자.

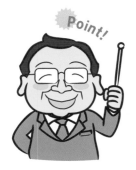

Point!

침대에서 휠체어로 옮겨 탈 때 어르신의 몸이 앞뒤 균형이 잡혀 있으면 도움이 필요치 않다. 어르신이 몸을 움직이려 할 때 조금만 힘을 빌려주어도 좋다.

1 간호인은 침대와 휠체어 사이에 자리 잡는다

여러 가지 방법이 있는데, 간호인은 침대와 휠체어 사이에서 한 발은 바닥에, 다른 쪽 다리는 무릎으로 침대 위를 짚는다. 안전을 위해 어르신의 허리 부근이나 허리띠를 잡아 지탱해 준다.

> ☑ CHECK
> 잠금장치가 채워져 있는지 확인한다.

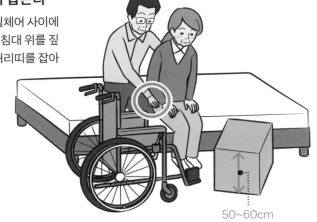

50~60cm

2 움직이기 시작하는 것을 돕는다

간호인은 어르신이 양손으로 받침대를 짚었을 때 엉덩이를 띄우는 것을 돕는다. 힘이 없거나 반신마비인 사람도 충분히 할 수 있다.

> ☑ CHECK
> 어르신이 할 수 있는 것, 할 수 없는 것을 구분하자.

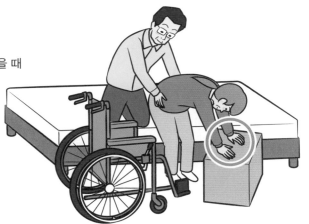

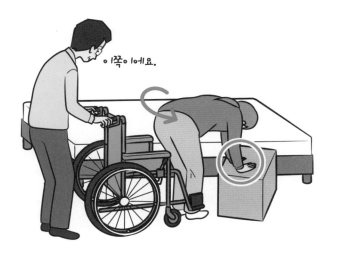

3 몸의 방향을 튼다

어르신이 엉덩이를 휠체어 방향으로 돌리게 한다. 양손을 짚은 상태로 일어설 때 몸을 절반 회전시키고, 앉을 때 나머지 절반 회전시켜 몸을 조금씩 회전시키면 어렵지 않다.

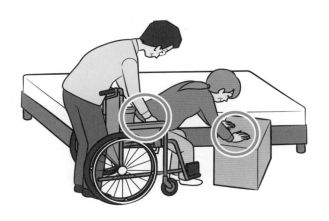

4 휠체어에 앉는다

엉덩이를 휠체어 시트에 내려놓는다. 이때 간호인은 쿵 떨어지지 않도록 브레이크를 거는 느낌으로 지탱해 준다. 그 후 손을 뗀다.

> ☑ **CHECK**
> 허리를 받쳐주면서 천천히 앉게 한다.

의자를 받침대로 쓸 때

⭕ 의자 시트를 사용한다

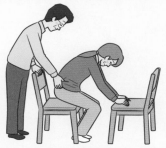

안정감 있는 의자 시트를 받침대로 사용한다. 조금 낮다는 것이 결점이지만, 안전 손잡이나 다른 받침대가 없을 때 유용하다.

△ 의자의 등받이를 사용한다

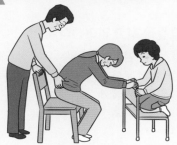

의자 시트가 너무 낮아 두렵다면 등받이를 이용해도 된다. 의자가 넘어가지 않도록 누군가가 앉아서 누름돌 역할을 하자.

이승 케어 ❷ - 침대에서 휠체어로 일부 케어

하반신이 완전한 마비가 아니라면 체중은 스스로 지탱할 수 있다. 힘들어하는 동작에서만 케어를 제공한다.

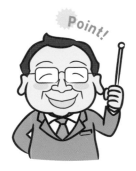

Point!

'의자에서 일어서는 동작'과 '의자에 앉는 동작'에 몸의 방향을 돌리는 움직임이 더해진다. 도움이 필요한 경우라도 몸을 앞으로 숙이게 하면 힘들이지 않고 쉽게 옮겨 탈 수 있다.

1 무릎을 굽혀 몸을 숙인다

어르신이 손을 간호인의 목에 두르게 하고 간호인은 무릎을 굽혀 한 무릎으로 바닥을 짚는다. 어르신의 머리가 발보다 앞으로 나오도록 기울인 자세로 유도하는 것이 핵심이다.(68쪽 참고)

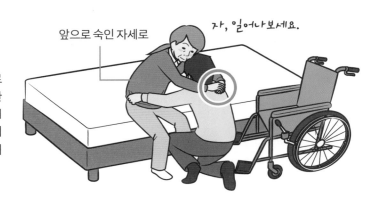

앞으로 숙인 자세로

자, 일어나보세요.

2 무릎을 펴고 일어선다

간호인은 앞으로 기울이지 않고 상체를 똑바로 세운 상태에서 무릎을 서서히 편다. 그렇게 하면 어르신의 엉덩이가 쉽게 들려서 무리 없이 일어설 수 있다.

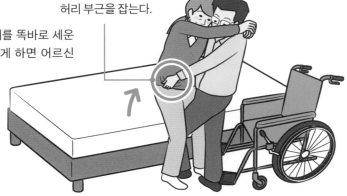

허리 부근을 잡는다.

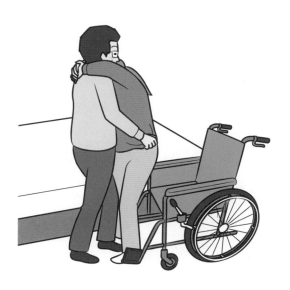

3 몸의 방향을 돌린다

휠체어 쪽으로 몸을 조금씩 회전시킨다. 어르신이 휠체어를 등지고 일어서 있다면 몸의 방향을 크게 돌릴 필요가 없다.

> ☑ CHECK
> 어르신의 몸을 움직이려 하지 말고 안심할 수 있도록 버팀목이 되어주는 것이 좋다.

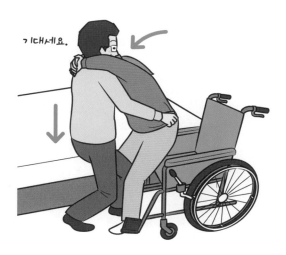

기대세요.

4 무릎을 천천히 굽힌다

간호인은 "기대세요."라고 말한 뒤 상체를 똑바로 편 채 무릎을 굽힌다. 어르신의 엉덩이를 내리려 하기보다 몸을 앞으로 숙이도록 하는 게 핵심이다.

> ☑ CHECK
> 몸을 앞으로 숙여야 엉덩이가 깊숙이 들어간다.

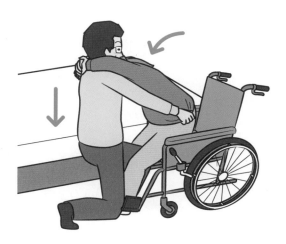

5 무릎을 더 많이 굽힌다

어르신의 머리가 내려오고 일어설 때 곡선을 그리는 움직임(67쪽 참고)을 역순으로 진행하게 된다. 이 생리학적 곡선이 중요하다.

다음 쪽에서 계속

한쪽 무릎으로 바닥을 짚는다

간호인은 한쪽 무릎을 꿇어 바닥을 짚는다.
이때 몸은 곧게 세운 상태라 어르신의 머리
는 앞으로 나오고 그만큼 엉덩이는 휠체어
시트 깊숙이 들어간다.

> ☑ CHECK
> 어르신이 몸을 확실하게 기울여야 휠
> 체어에 깊숙이 앉을 수 있다.

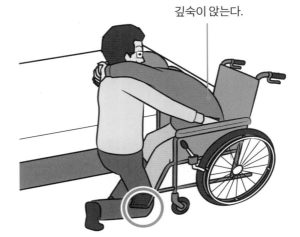

깊숙이 앉는다.

자세를 가다듬으면 이승 완료

마지막으로 자세를 가다듬게 하면 이승 동
작은 완료된다. 간호인은 힘을 써서 돕기보
다 어르신이 불안해하지 않도록 지원해 주
어야 한다.

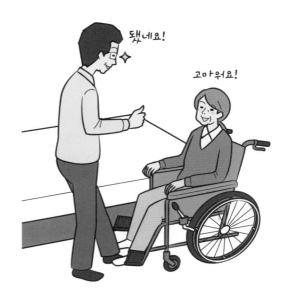

됐네요!

고마워요!

이러면 안 돼요!

✕ 간호인이 서서 앉히면 안 된다

간호인이 선 자세에서 그대로 앉히려고 시도하지 말자. 간호인
은 무릎을 굽혀 반드시 어르신이 몸을 앞으로 숙이게 한 다음
앉혀야 한다. 몸을 앞으로 숙이지 않으면 도울 때 불필요한 힘
이 들고, 의자에 겨우 걸터앉거나 앉지 못할 수도 있기에 다시
고쳐 앉히는 케어가 필요해진다.

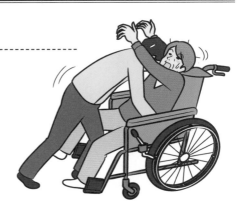

의자에 고쳐 앉는 케어법

1 엉덩이가 앞으로 빠진 상태로 앉으면 고통

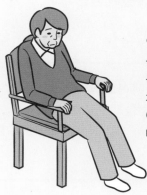

엉덩이가 앞으로 밀려 나온 상태로 앉으면 힘도 들고 욕창의 원인도 된다. 단, 고쳐 앉히기 위해 뒤에서 끌어 올리지는 말자. 어깨를 다칠 수 있다.

뒤에서 끌어 올리면 안 된다.

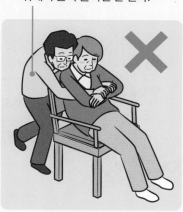

2 발을 당기고 양손으로 받침대를 짚는다

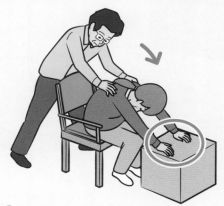

두 발을 당겨 몸을 앞으로 숙이게 해서 받침대 위를 양손으로 짚게 한다. 휠체어를 타고 있다면 발을 발판에서 바닥으로 내린 뒤 두 발을 당기자.

> ☑ CHECK
> 간호인은 어르신의 등을 가볍게 밀어 앞으로 숙일 수 있게 유도한다.

3 엉덩이를 띄워 뒤로 당긴다

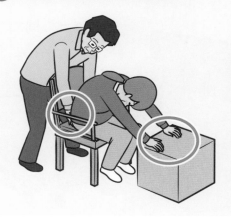

어르신이 받침대에 손을 짚은 자세에서는 엉덩이에 체중이 실리지 않은 상태다. 간호인은 양손으로 어르신의 엉덩이를 받쳐 조금 뜨도록 뒤에서 당겨준다. 이때 힘은 필요하지 않다.

앉은 상태에서
옆으로 이동하는 방법 일부 케어

뒤에서 몸을 잡아당겨 올리면 요통의 원인이 된다. 핵심은 몸의 앞뒤 균형이다.

Point!

서지 못하는 사람에게 앉은 상태에서 옆으로 이동하는 동작은 어렵다. 하지만 침대에서 앉은 위치를 바꾸고 싶을 때, 욕실 의자에서 욕조로 접근할 때 등 생활에서 자주 하는 동작이므로 요령을 숙지하자.

1 몸을 밀착해 앉는다

간호인은 어르신이 이동하려는 쪽의 반대 방향에 나란히 앉는다. 받침대는 어르신이 손을 얹었을 때 머리가 발보다 앞으로 나오는 위치에 둔다.

> ☑ **CHECK**
> 옆으로 이동할 때 어르신을 뒤에서 끌어 올리는 것은 적절하지 않다.

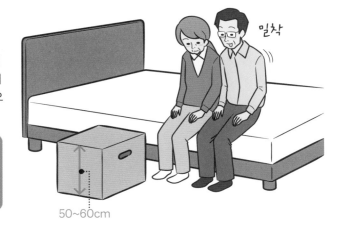

밀착

50~60cm

2 손과 허리 사이에 어르신을 끼운다

어르신이 양손을 받침대에 올리는 순간에 맞춰 간호인은 손을 뒤로 둘러 어르신의 허리에 대고 자신의 허리 사이에 어르신을 끼운다.

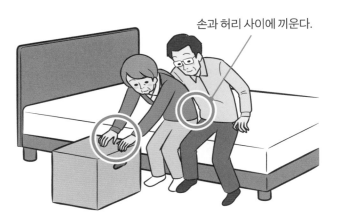

손과 허리 사이에 끼운다.

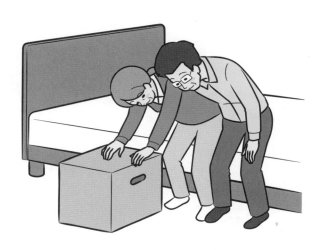

3 몸을 함께 숙여 엉덩이를 띄운다

함께 몸을 숙이면서 엉덩이를 띄운다. 머리와 엉덩이로 앞뒤 균형을 잡고 있기에 어렵지 않게 들릴 것이다. 어르신은 간호인과 밀착되어 있어서 안정감을 느낄 수 있다. 이것은 뒤에서 잡혔을 때 느꼈던 불안정함과 대조될 것이다.

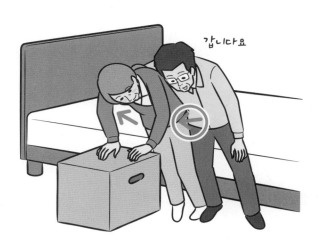

갑니다요

4 엉덩이로 밀어 옆으로 이동

엉덩이를 띄우면서 동시에 간호인의 엉덩이로 어르신을 민다. 밀착한 상태로 하는 일심동체의 동작이기에 무섭지 않고 스킨십 효과도 있다.

> ☑ CHECK
> 앞으로 숙여 엉덩이가 뜬 순간을 노려 옆으로 미는 것이 핵심이다.

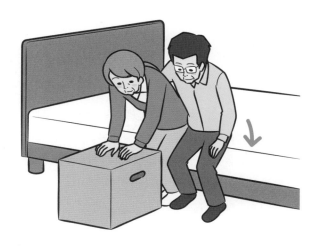

5 어르신을 잘 받친 상태로 엉덩이를 천천히 내린다

엉덩이를 천천히 내려놓고 발을 모은다. 옆으로 이동이 덜 되었다면 받침대의 위치를 바꾸어 한 번 더 되풀이하자.

간호인의 속도로
휠체어를 밀지 않았는가?

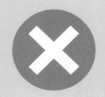

예전에 드라마에
왜 이런 장면 있었잖아, 그거야

이러면 NG 어르신은 자신의 운명을 간호인이 쥐고 있는 것만 같아 불안하다. 빨리 밀수록 공포심은 더 커진다.

그건 드라마였잖아!!

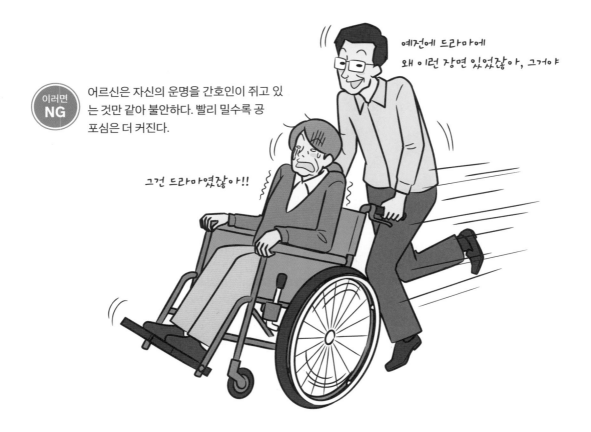

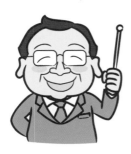

휠체어 체험으로 케어를 받는 쪽 입장을 이해하자!
휠체어, 혹시 그저 밀어만 주면 된다고 생각하는가? 휠체어 케어에 앞서 당신이 직접 휠체어에 앉는 체험을 해보기 바란다. 누군가가 밀어준다는 것 자체가 불안해서 어쩌지 못할 것이다. 휠체어 케어에는 어르신에 대한 배려가 필요하다.

휠체어 케어의 기본 동작

앞으로 나아갈 때

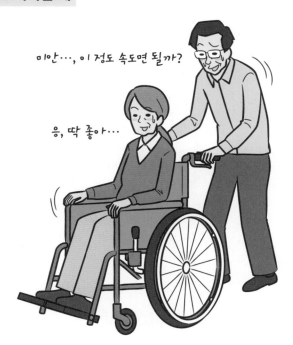

CHECK
휠체어 케어를 하게 되었다면 먼저 '휠체어 체험'을 해보자. 휠체어에 탄 사람의 마음을 잘 이해할 수 있다.

휠체어를 미는 속도는 어르신이 걷는 속도로 맞추는 것이 기본. 움직이기 시작할 때, 멈출 때, 방향을 돌릴 때는 반드시 말로 설명해 주자.

경사를 오를 때

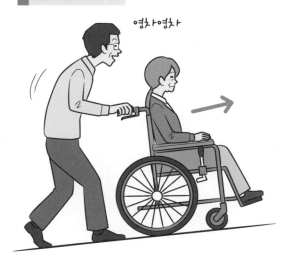

완만한 경사라도 힘이 꽤 필요하다. 간호인이 노령이라면 더욱이 만만치 않은 일이다. 젊은 사람이라도 신중을 기해야 하며 휠체어에서 절대 손을 떼지 말자.

경사를 내려올 때

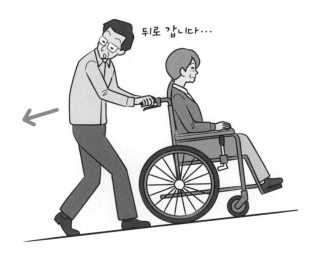

균형을 위해 뒤로 내려가는 것이 원칙. 언제든지 잠금장치를 걸 수 있도록 천천히 내려오자.

휠체어로 턱을 오르내리는 방법

높이 20cm 정도의 턱이라면 휠체어로 넘을 수 있다. 조작법을 기억하자.

턱 올라가기

1 앞바퀴를 띄운다

휠체어 뒤쪽에 두 개의 티핑바(134쪽 참고)가 돌출되어 있는데 한쪽을 한 발로 누르고 양손으로 휠체어를 당기면 앞바퀴가 뜬다. 그때 앞바퀴를 단 위에 올린다.

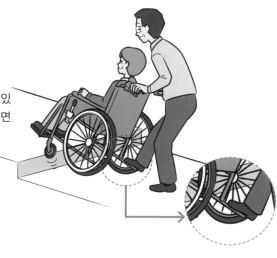

> ☑ CHECK
> 앞바퀴가 턱에 잘 올라가 있는지 확인하자.

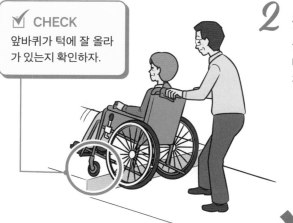

2 뒷바퀴를 턱으로 힘껏 민다

뒷바퀴를 띄우려고 힘껏 들어 올리는 것은 잘못된 방법이다. 턱에 뒷바퀴가 닿도록 밀어붙인 채 앞으로 나아가는 것이 핵심이다.

> **휠체어용 계단**
> 휠체어 한 대와 간호인이 함께 설 수 있도록 한 단의 앞뒤 공간이 넓은 계단. 휠체어의 특성을 살린 구조로 되어 있어 힘들이지 않고도 올라갈 수 있다.

3 들어 올리지 않고 민다

양손으로 밀면 턱의 모서리와 바퀴가 만나는 접점이 생기는데 이것을 축으로 뒷바퀴가 올라간다.

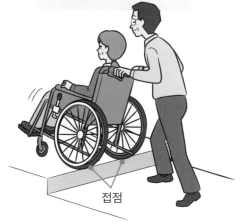

접점

▎턱 내려가기

1 뒷바퀴를 턱의 모서리에 밀어붙인다

힘을 주어 들어 올리는 것이 아니라 뒷바퀴를 턱의
모서리에 밀착한 상태에서 후진한다.

2 티핑바를 밟아 앞바퀴를 올린다

뒷바퀴가 바닥에 닿으면 조금 뒤로 당겨 앞바퀴를
가볍게 띄운다.

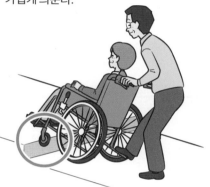

3 잠금장치를 걸고 앞바퀴를 내려놓는다

이때 앞바퀴가 쿵 떨어지지 않도록 한 발로 티핑바
를 밟아 브레이크를 걸자.

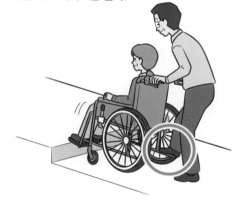

> ☑ CHECK
> 반드시 뒤쪽의 안전을
> 확인하자.

경사로보다 안전한 휠체어용 계단

배리어 프리(barrier free)도 중요하지만 휠체어
가 편하게 다닐 수 있는 환경을 만드는 것도 중
요합니다. 휠체어로 경사가 급한 경사로를 오
르내리려면 힘이 필요합니다. 그렇다고 경사로
의 각도를 줄이면 휠체어를 밀어야 하는 거리
가 길어져서 간호인에게 부담이 됩니다.

이럴 때 의외로 사용하기 편리한 것이 '휠체
어용 계단'입니다. 휠체어는 경사로에서는 계

속 힘을 써야 하지만 계단에서는 잠깐씩이면
됩니다. 단, 조작 요령을 숙지해야 합니다. 또
전동휠체어는 이용할 수 없습니다.

그리고 계단 휠체어도 있습니다. 계단 리프
트라고도 하는데, 일반 휠체어와 결합할 수 있
는 타입과 휠체어 자체로 계단을 오르내리는
타입이 있습니다.

높은 턱이나 울퉁불퉁한 길에서 대처하는 법

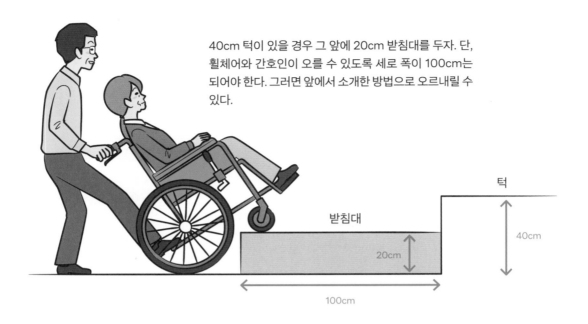

40cm 턱이 있을 경우 그 앞에 20cm 받침대를 두자. 단, 휠체어와 간호인이 오를 수 있도록 세로 폭이 100cm는 되어야 한다. 그러면 앞에서 소개한 방법으로 오르내릴 수 있다.

턱

받침대

40cm

20cm

100cm

길이 울퉁불퉁할 때

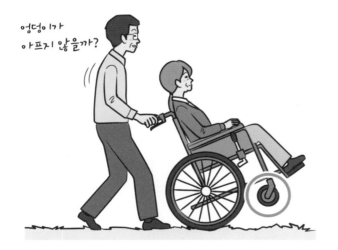

엉덩이가 아프지 않을까?

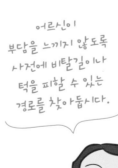

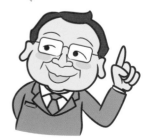

어르신이 부담을 느끼지 않도록 사전에 비탈길이나 턱을 피할 수 있는 경로를 찾아둡시다.

울퉁불퉁한 길이나 모래사장, 눈길에서는 휠체어 앞바퀴가 움직이지 않는다. 그래서 앞바퀴를 가볍게 들고 미는 방법이 있다. 여럿이서 들어 올리기 전에 꼭 시도해 보기 바란다.

휠체어에서 자동차로 옮겨 타는 방법 셀프케어

외출은 몸과 마음에 자극을 주고 생활을 윤택하게 해주는 최고의 레크리에이션. 차를 타고 멀리 나가보자.

Point!

최근에는 휠체어에 탄 채 타고 내릴 수 있는 자동차가 늘고 있다. 그런데 위험하고 승차감도 좋지 않다. 자동차 시트로 옮겨 앉아 안전벨트를 하고 안정감 있게 앉는 것이 바람직하다.

▌혼자서, 또는 일부 케어로 자동차에 옮겨 타기

1 문의 팔걸이를 잡는다

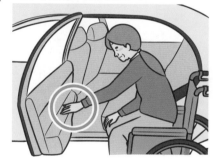

혼자서 설 힘이 있을 때는 열린 차 문의 팔걸이를 손으로 잡는다. 이때 휠체어를 너무 가까이 붙이지 않는 것이 핵심이다.

2 천천히 일어선다

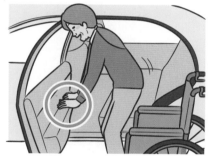

팔걸이를 손으로 지탱하고 머리가 발보다 앞으로 나오게 하면 자연스럽게 일어설 수 있다.

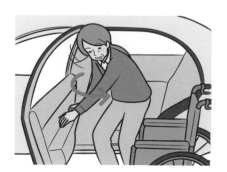

3 몸의 방향을 돌려 앉는다

몸의 방향을 돌리고 몸을 앞으로 숙이면서 엉덩이를 내린다. 앞으로 많이 숙일수록 엉덩이는 자동차 시트에 깊숙이 들어가 몸이 안정된다. 간호인은 손을 짚을 곳이나 일어서야 할 시점을 알려주면서 움직임을 유도한다.

일부 케어로 자동차로 옮겨 타자

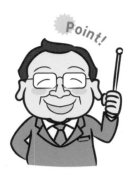

Point!

케어가 필요해지면 자동차의 문이 방해가 되므로 가능하면 슬라이드 도어형 자동차를 준비하자. 시트의 높이도 너무 높거나 낮지 않은 것으로 고르면 좋다. 케어의 방법은 제4장에서 소개한 '의자에서 일어서기'(68쪽 참고), '의자에 앉기'(77쪽 참고)와 동일하다. 머리를 부딪히지 않기 위해서라도 몸을 앞으로 기울이게 하는 것이 핵심이다.

1 일어설 준비를 한다

발을 휠체어의 발판에서 지면으로 내리고 잠금장치를 확실히 채운다.

> ☑ CHECK
> 자동차에 오르내리기에는 슬라이드 도어의 뒤쪽 좌석이 편리하다.

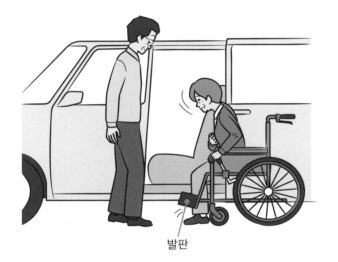

발판

2 어르신이 몸을 앞으로 숙이게 한다

어르신의 손을 몸에 두르게 한다. 간호인은 상체를 똑바로 유지한 상태에서 무릎을 굽혀 어르신이 몸을 앞으로 기울이게 하고, 간호인 쪽으로 당겨서 엉덩이를 띄운다.

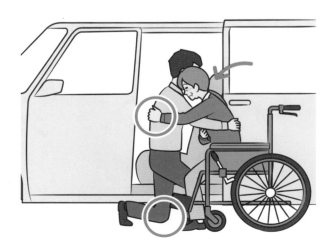

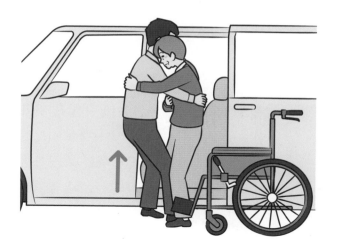

3 무릎을 편다

간호인은 상체를 똑바로 유지한 상태에서 무릎을 편다. 똑바로 위를 향해 일어서는 것이 전부이기에 큰 힘은 필요치 않다.

> ☑ CHECK
> 차 안으로 몸을 넣을 때는 머리를 부딪히지 않도록 주의하자.

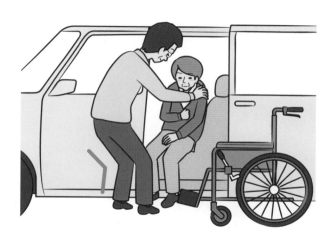

4 몸의 방향을 바꿔 시트에 앉는다

어르신의 몸의 방향을 바꾼다. 간호인은 무릎을 굽히면서 어르신의 몸을 앞으로 숙이게 하여 시트에 앉힌다.

휠체어는 이동 수단이므로 안정감 있는 의자로 옮겨 앉는 것이 기본!

휠체어는 어디까지나 이동을 위한 수단이다. 앉을 수는 있지만 앉은 자세로 오랜 시간을 보내기에는 부적합하다.

휠체어에 탄 채 타고 내릴 수 있는 자동차라도 반드시 자동차 시트로 옮겨 앉히도록 하자. 휠체어에 장시간 앉아 있다간 모처럼의 외출이 그저 피로한 경험으로 끝나고 말 것이다.

휠체어는 등받이, 앉는 면이 느슨하게 만들어져 자세를 유지하기에는 적절하지 않다. 게다가 이동할 때의 안전을 위해 등받이는 뒤로 기울어져 있고 앉는 면도 뒤쪽이 낮다.

이처럼 휠체어는 몸이 뒤로 무너지기 쉬운 구조라 식사할 때도 알맞지 않다. 먹을 때는 몸을 앞으로 기울이는 것이 잘못 삼킴을 예방하는 생리학적 자세이기 때문이다.

휠체어는 이동할 때 사용하고 평소에는 안정감 있는 의자에 앉도록 하자.

안전하고 쾌적한 휠체어 선택법

용도와 체격에 맞춘다

휠체어는 먼저 자가주행용인지 케어용인지를 선택합니다. 스스로 움직일 수 있다면 구동륜이라 불리는 뒤쪽 바퀴가 큰 유형의 휠체어를 고릅니다. 물론 케어용으로도 쓸 수 있습니다. 스스로 움직일 수 없어서 간병 케어를 받아야만 하는 용도라면 구동륜이 작은 유형을 선택하는 것이 좋습니다.

중요한 것은 사람마다 골격이 다르므로 사용하는 사람의 체격에 맞춰야 한다는 점입니다. 휠체어를 선택할 때는 '기왕이면 큰 것이 낫다'는 말은 통용되지 않습니다. 특히 시트의 길이가 안쪽으로 너무 깊으면 위를 보는 자세가 되고, 옆의 폭이 너무 넓으면 균형을 잡기가 힘들어집니다.

내가 추천하는 휠체어는 북유럽에서 만든 REVO라는 세미 모듈 타입으로 크기도 작습니다. 몸집이 작은 여성에게도 딱 맞습니다.

■ 휠체어(자가주행용)의 각부 명칭
자가주행도 가능하지만 간병 케어용으로 일반적인 타입

손잡이

팔걸이
팔꿈치 받침이다.
분리되는 것을 선택하면
이승 케어 시 편리하다.

등받이

시트

구동륜(뒷바퀴)
큰 바퀴다.
분리되는 유형은
차에 실을 때 편리하다.

잠금장치
침대에서 휠체어로 옮겨 탈 때 등
잠금장치가 채워져 있는지
확인한다.

티핑바(tipping bar)
턱을 넘고 싶을 때
간호인이 이것을 발로 밟아
앞바퀴를 들어 올린다.

발판
발 받침대다.
위치를 조절할 수 있는가가
중요하다. 또 분리되면 이승 동작을
할 때나 안아서 이동할 때 편리하다.

차축
구동륜의 위치를 앞뒤,
위아래로 바꾸어주는
타입을 추천한다.

앞바퀴

■ 휠체어를 선택할 때 확인해야 할 네 가지 포인트

❶ 시트의 깊이

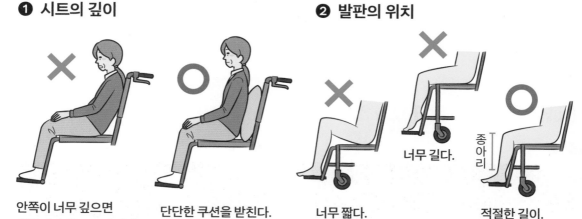

안쪽이 너무 깊으면
엉덩이가 앞으로 빠진다.

단단한 쿠션을 받친다.

안쪽이 깊으면 엉덩이가 앞으로 빠져서 균형을 잡기 어렵다. 몸에 맞는 깊이의 휠체어를 선택하거나 등에 쿠션을 받쳐 조절하자.

❷ 발판의 위치

너무 길다.

종아리

너무 짧다.

적절한 길이.

발판의 위치는 앉을 사람의 종아리(무릎에서 발목까지의 부분) 길이에 맞춰야 한다. 몸을 안정시킬 수 있도록 무릎이 뜨지 않고 뒤꿈치가 딱 붙는 위치에 오게 조절한다.

❸ 몸에 맞는 시트의 폭

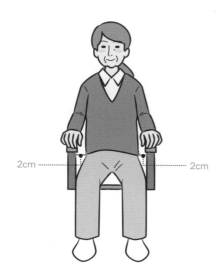

2cm   2cm

휠체어의 상당수는 시트 폭이 너무 넓다. '작은 것보다는 큰 것이 낫다'라는 말이 있지만 휠체어를 선택할 때는 틀린 말이다. 좌우 균형을 잡지 못하는 사람은 상체가 옆으로 쓰러지고 말 것이다. 좌우로 2cm 정도 여유 있는 것으로 선택하자.

❹ 차축의 앞뒤, 위아래 조절

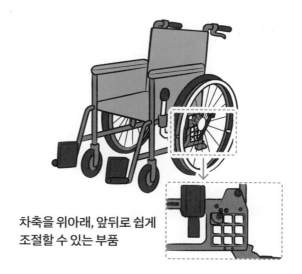

차축을 위아래, 앞뒤로 쉽게
조절할 수 있는 부품

차축을 앞으로 빼면 자력 이동이 쉬워진다. 뒤로 조절하면 차축이 뒤로 이동하기에 팔걸이를 분리해서 이승 케어를 할 때 수월하다.

파킨슨병 환자를 위한 간병 케어

앞서 사람은 '직선적인 동작'이 아니라 '곡선적인 동작'을 하는 것이 자연스럽다고 이야기했다. 그런데 예외도 있다. 간병해야 할 상대가 파킨슨병 환자일 때다.

▌파킨슨병, 잘못 알고 있지 않은가?

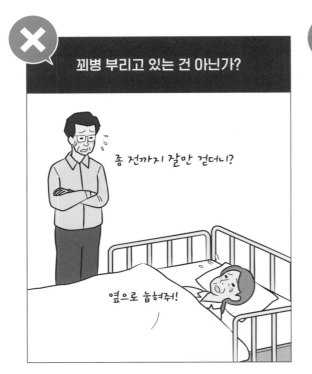

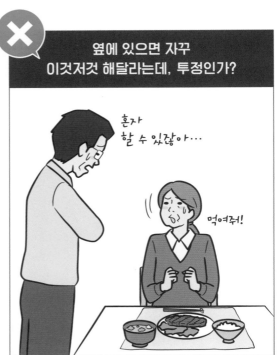

파킨슨병 환자는 '곡선적인 동작'에 서툴다

파킨슨병 환자는 조금 전까지만 해도 계단을 멀쩡히 올라왔는데 침대에 누운 순간 '돌려 눕혀달라'고 요청하곤 한다. 병의 특징에 대해 잘 모르면 괜히 투정한다고 오해할 수 있는데 그렇지 않다. 몸을 비트는 동작이 어려워서다.

그래서 파킨슨병 환자에게는 지금까지 소개한 생리학적 곡선이 아니라, 오히려 직선적인 동작이 움직임을 수월하게 해준다.

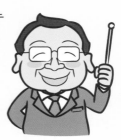

파킨슨병의 증상

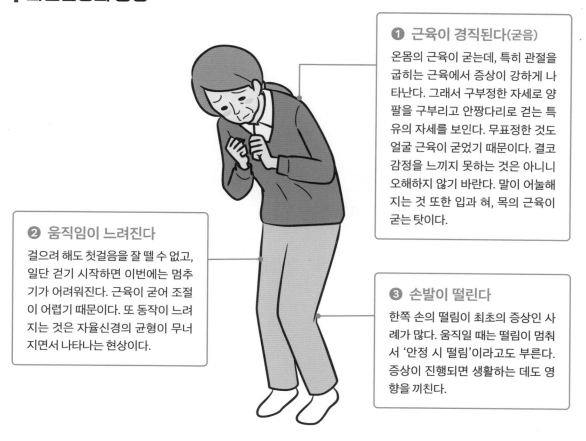

❶ 근육이 경직된다(굳음)

온몸의 근육이 굳는데, 특히 관절을 굽히는 근육에서 증상이 강하게 나타난다. 그래서 구부정한 자세로 양팔을 구부리고 안짱다리로 걷는 특유의 자세를 보인다. 무표정한 것도 얼굴 근육이 굳었기 때문이다. 결코 감정을 느끼지 못하는 것은 아니니 오해하지 않기 바란다. 말이 어눌해지는 것 또한 입과 혀, 목의 근육이 굳는 탓이다.

❷ 움직임이 느려진다

걸으려 해도 첫걸음을 잘 뗄 수 없고, 일단 걷기 시작하면 이번에는 멈추기가 어려워진다. 근육이 굳어 조절이 어렵기 때문이다. 또 동작이 느려지는 것은 자율신경의 균형이 무너지면서 나타나는 현상이다.

❸ 손발이 떨린다

한쪽 손의 떨림이 최초의 증상인 사례가 많다. 움직일 때는 떨림이 멈춰서 '안정 시 떨림'이라고도 부른다. 증상이 진행되면 생활하는 데도 영향을 끼친다.

파킨슨병의 특징을 알고 오해 없이 기분 좋게 케어를 하자

파킨슨병 환자가 오해받기 쉬운 원인을 세 가지로 정리했습니다.

❶ 기능 장애의 특이성

'계단은 오를 수 있는데 돌아눕지는 못하는' 이유는 근육이 굳어서 몸을 비트는 동작이 어렵기 때문입니다. 또 걸을 때 팔을 움직이지 못하는 것이나 보폭이 작은 것도 기능 장애가 원인이라 할 수 있습니다.

❷ 기능의 변동성

조금 전까지만 해도 문제없이 가능했던 동작이 갑자기 안 될 수 있습니다. 기온의 변화로 아침에는 움직였는데 저녁에는 못 움직일 수 있고, 장마철에 움직이지 못하는 경우도 있습니다. 심리적으로 긴장하면 근육이 굳어서 움직이지 못할 때도 있습니다.

❸ 자체 기능 저하 과정의 특수성

혼자서 걷는가 싶더니 갑자기 휠체어에 의존해 전면 케어를 받아야 하는 경우가 있습니다. 지팡이나 보행기, 휠체어의 자력 구동이 어려워지기 때문입니다. 결코 엄살을 피우는 것이 아닙니다.

파킨슨병 환자의 돌아눕기 셀프케어

돌아눕기는 몸을 비트는 동작이 있어서 수월하지 않은데, '돌아눕기 동작의 3요소'를 이용하면 혼자서도 할 수 있다. 손발과 머리를 든 채 반동을 이용해 옆으로 홱 젖힐 수 있다.

1 무릎을 세우고 손, 머리, 어깨를 든다

'돌아눕기 동작의 3요소'를 활용해야 하는 순간이다.(30쪽 참고) 파킨슨병은 근육이 마비된 것은 아니라 전부 혼자서 할 수 있다.

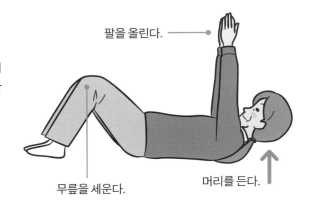

팔을 올린다.

무릎을 세운다.

머리를 든다.

2 반대 방향으로 몸을 쓰러뜨린다

돌아누우려는 쪽의 반대 방향으로 몸을 쏠리게 한다. 무릎, 손, 머리, 어깨가 올라가 있어 중심이 높은 상태라 쉽게 넘어뜨릴 수 있다.

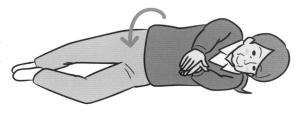

3 반동을 이용해 옆으로 돌린다

반동을 이용해 돌아눕고 싶은 방향으로 무릎, 손, 머리, 어깨를 휘두르면 손쉽게 돌아누울 수 있다. 뿐만 아니라 바닥에 닿는 몸의 면적이 넓어져서 안정감 있게 옆으로 누울 수 있다.

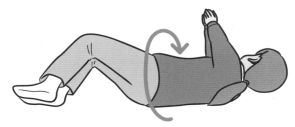

파킨슨병 환자의 일어나기 셀프케어

몸을 비틀어 옆을 향한 상태에서 일어나는 것이 자연스러운 동작이지만 파킨슨병 환자에게는
어려운 일이다. 대신 두 다리를 들었다가 내리는 반동을 이용해 직선적인 동작으로 일어난다.

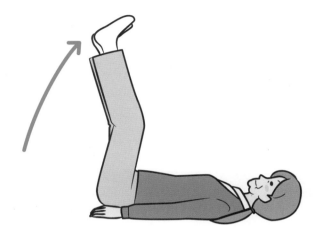

1 두 다리를 들어 올린다

반동을 이용해 일어나기 위해 양다리를 들
어 올린다.

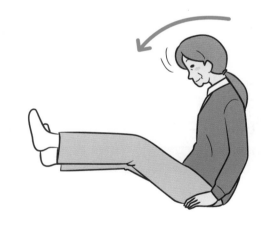

2 두 다리를 내리찍는다

올린 두 다리를 내리찍으며 반동으로 상반
신을 일으킨다. 몸이 경직되어 있다는 점을
활용한 일어나기다.

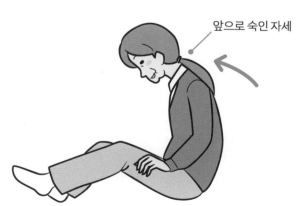

앞으로 숙인 자세

3 일어나서 몸을 앞으로 숙인다

상체를 완전히 일으켜 앞으로 몸을 숙이며
균형을 잡는다. 파킨슨병 환자는 몸을 앞으
로 숙이는 자세를 취하는 데 능숙하다.

파킨슨병 환자의 일어서기 셀프케어

앉은 자세에서 몸을 비틀어 네발기기 자세를 만드는 것이 일반적인 방법이지만 파킨슨병 환자는 몸을 비트는 것이 어렵다. 하지만 이 방법을 쓰면 혼자 일어설 수 있다.

1 20cm 정도 높이의 침대에 눕는다

침대와 바닥의 높이 차이를 이용해 네발기기 자세를 만든 다음, 받침대를 손으로 짚고 일어서는 방법이다.

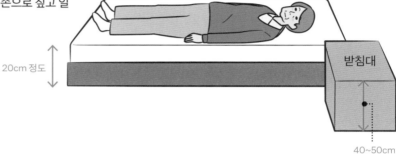

20cm 정도

받침대

40~50cm

2 돌아누우면서 침대에서 내려온다

돌아눕기의 요령으로(138쪽 참고) 무릎, 손, 머리, 어깨를 올려 몸을 반대쪽으로 기울였다가 반동을 이용해 다시 반대쪽으로 돌린다. 침대에서 구르듯이 내려와 손으로 바닥을 짚는다.

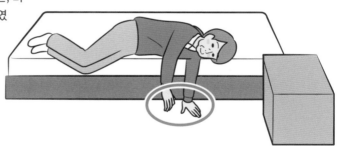

3 네발기기 자세에서 일어선다

안정감 있는 받침대를 준비해 두어 짚고 일어선다. 파킨슨병 환자 가운데는 일단 일어서면 자력으로 걸을 수 있는 사람이 많다.

양손으로 받침대를 누른다.

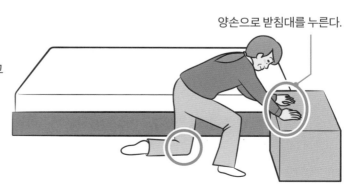

파킨슨병 환자의 보행 케어 일부 케어

파킨슨병 환자는 몸의 균형을 제대로 잡지 못하거나 보행에 장애가 생길 수 있다. 양손을 앞으로 잡아당기면 쓰러질 위험이 있으니 주의하자.

가볍게 잡아준다.

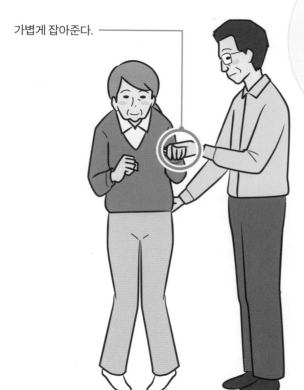

핵심 ❶
간호인의 위치

파킨슨병 환자의 경우 마비가 온 것은 아니지만 한쪽으로 잘 쓰러진다. 이때 간호인이 자주 쓰러지는 쪽에 위치하면 안심하고 걸을 수 있다.

핵심 ❷
손을 가볍게 잡아준다

파킨슨병 환자는 양손으로 균형을 잘 잡으며 걷기에 손을 세게 잡지 않는 것이 좋다. "손 좀 주시지요" 하고 상냥하게 인도하듯 가볍게 받쳐주면서 손이 자유롭게 움직일 수 있도록 하자. 간호인은 다른 한 손을 뒤로 둘러서 허리띠를 잡는다. 이것도 쓰러질 위험에 대비하는 것이라 가볍게 잡아주는 것이 좋다.

파킨슨병 환자는 첫걸음을 좀처럼 내딛지 못할 때가 있다. 하지만 간호인이 발을 앞으로 내밀어 "이것을 넘어가 보세요" 하면 첫걸음을 수월하게 뗄 수 있다. 턱을 넘는 것처럼 의식적인 동작은 잘 하기 때문이다.

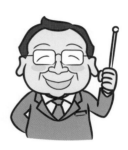

이것에 주의!

휠체어 간병 케어 시 자주 보이는 매너 위반

❶ 속도위반

휠체어를 젊은 사람의 감각으로 밀면서 빨리 달리면 어르신들은 롤러코스터와 같은 공포를 느낀다. 어르신의 걸음걸이와 같은 느린 속도가 기본이다.

❷ 무면허 운전

휠체어에는 면허 제도가 없다. 그렇지만 취급법도 모르는 상태에서 '휠체어 체험'도 해보지 않고 케어하는 것은 위법이 아니라도 매너 위반이다.

❸ 주차 위반

휠체어에서 손을 떼지 않아야 한다. 평탄해 보이는 장소에서도 경사가 조금이라도 있으면 휠체어가 굴러갈 수 있다. 특히 안전문이 없는 역의 승강장은 위험하다. 근처에 세웠다면 즉시 잠금장치를 채운다.

❹ 상해치상죄

반신마비인 사람의 경우, 마비가 온 쪽 손이 팔걸이에서 떨어져 바퀴에 말려 들어가는 사례가 있다. 감각이 마비되어 있으면 상처가 크게 날 수 있으니 반드시 확인하자!

❺ 일시정지 위반

시야가 확보되지 않은 굽은 길에서는 반드시 일시정지를 하자. 간호인은 상체를 내밀어 보행자나 자전거가 오지 않는지 반드시 확인하자!

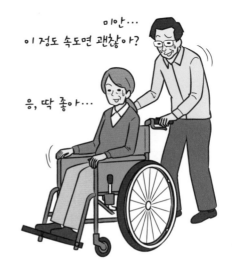

미안…
이 정도 속도면 괜찮아?

응, 딱 좋아…

제 7 장

식사 · 배설 · 목욕

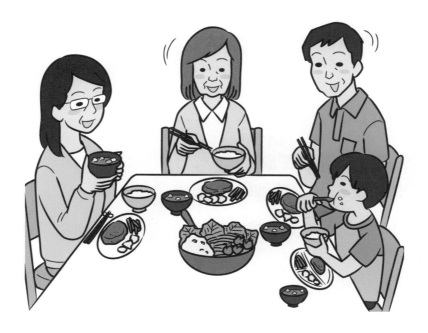

사람이 생활하는 데 필요한 기본적인 것들이 쾌적하지 못하다면,
인생을 즐기려야 즐길 수 없을 것이다.
그 사람의 '생활 습관을 소중히 여기는' 것이 간병 케어의 대원칙이다.
이 장에서는 '식사', '배설', '목욕' 등 3대 간병 케어를
충실히 하기 위한 요령과 아이디어를 소개한다.

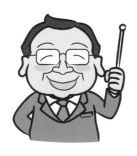

간호란 그 사람의 '인생'을 보살피는 일

> **인공지능이 해결하지 못하는 마지막 일이 간병 케어다**
>
> 인체를 다루는 의료는 가까운 미래에 인공지능(AI)으로 대체될 것이다. 하지만 간병 케어는 다른 문제다. 왜냐하면 인체가 아닌 인생에 관여하기 때문이다. 인생을 다루는 '케어'는 가장 인간적인 일이다.

인체에 관여하는 것이 의료 업무
'인생'을 보살피는 것이 간병 케어 업무

의료에 비해 간병 케어는 누구나 할 수 있는 일이라고들 생각합니다. 하지만 그렇지 않습니다. 의료에 접근해 나가는 것이 좋은 케어라고 생각하는 사람도 있지만, 그 또한 오해입니다.

간병 케어는 의료와는 다른 영역의 일을 수행합니다. 아니, 의료의 한계를 넘는 일이라 할 수 있습니다.

의료가 하는 일은 '치료'입니다. 병이라는 문제를 치료해 생명을 구하는 중요한 일입니다. 그런데 생명은 구했지만 손발에 마비가 남았다면, 간병 케어는 그 지점에서 시작됩니다. 환자가 살아나가야겠다는 마음을 가질 수 있는가는 간병 케어에 달려 있습니다.

즉 발달된 의료 기술이 구한 목숨에 의미를 부여하는 힘을 가지고 있는 것이 바로 간호입니다.

의료가 상대하는 것은 '인체'입니다. 그래서 해부학이 필요합니다. 병든 인체를 상대하기에 병리학도 필요합니다. 높은 전문지식과 기술이 필요하지요.

간병 케어 또는 돌봄의 대상은 인체가 아니라 '인생'입니다. 그 사람에게 무엇이 행복인지, 무엇이 보람인지에 관여합니다. 나이를 먹는 것, 장애를 안고 있는 것도 포함해 그 사람다운 삶을, 간호하는 쪽과 간호를 받는 쪽이 함께 만들어나가는 것이 진정한 돌봄입니다.

'환자'에서 '인생의 주인공'이 된다

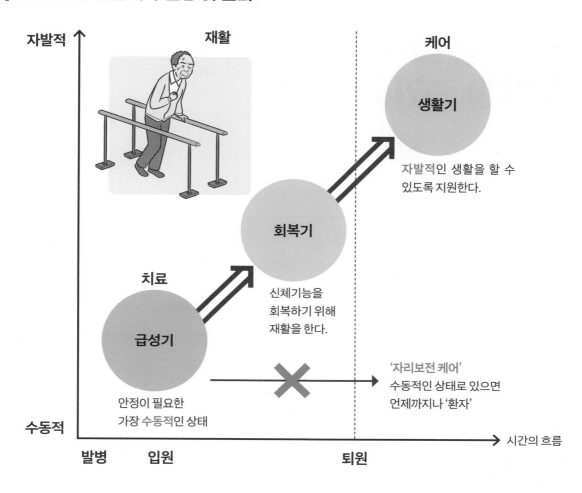

자발적

재활

케어

생활기

자발적인 생활을 할 수
있도록 지원한다.

회복기

신체기능을
회복하기 위해
재활을 한다.

치료

급성기

'자리보전 케어'
수동적인 상태로 있으면
언제까지나 '환자'

안정이 필요한
가장 수동적인 상태

수동적

발병　　입원　　　　　　　퇴원　　시간의 흐름

행복이란? 보람이란?
답은 사람 수만큼 있다

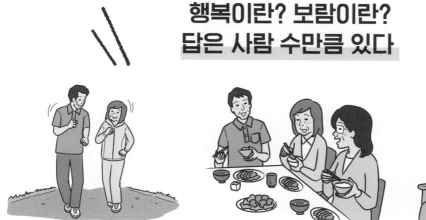

둘이서만 있고 싶은 사람도 있고,
둘이서만 있고 싶을 때도 있다.

다 같이 있고 싶은 사람도 있고,
다 같이 있고 싶을 때도 있다.

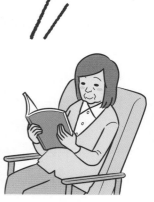

혼자 있고 싶은 사람도 있고,
혼자 있고 싶을 때도 있다.

식사 · 배설 · 목욕 케어가
'인생을 즐기는' 기본

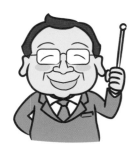

식사 · 배설 · 목욕 케어도 생리학이 기본
매일 무심코 반복되는 일상생활 동작에도 엄연히 생리학적 근거가 있다. 기본적인 것이기에 노화나 장애가 있어도 마땅히 누리도록 하는 것이 일상생활 케어의 기본이다.

식사, 배설, 목욕 등 3대 간병 케어는
하루하루 삶의 보람을 찾게 하는 중요한 것

간호는 인생에 관여합니다. 그 사람에게는 무엇이 행복인가, 무엇이 삶의 보람인가와 같은 문제에 관여하기 때문입니다. 젊은 시절의 행복과 보람은 10년 후, 20년 후에 실현하고 싶은 이상이었습니다. 그렇다면 어르신, 더욱이 장애가 있어 간호가 필요한 분들에게 삶의 보람이란 무엇일까요?

물론 고령이어도 10년 후 이루고 싶은 큰 목표를 가지고 있는 사람도 있을 것입니다. 손주의 미래가 삶의 보람인 사람도 있을 것입니다. 그러한 것들을 실현하기 위해서는 매일의 생활이 보장되어야 합니다.

즉 식사, 배설, 목욕과 같은 생활 습관입니다.

그렇다면 그것들은 그저 행복과 삶의 보람을 위한 수단에 지나지 않을까요? 그렇지 않습니다. 그것들은 매일의 소소한 행복입니다.

매일 하는 식사를 맛있게 먹고, 쾌적한 배설이 가능하고, '아~ 천국이 따로 없네' 하고 기분 좋게 탕에 들어가는 것. 그것은 살아 있음을 긍정하는 것이기도 합니다.

그렇기에 식사, 배설, 목욕 등 3대 케어란, 어르신들에게 '몸은 불편하지만 살기를 잘했다'라고 생각하게 하기 위한 중요한 일입니다.

어떤 식사, 어떤 배설, 어떤 목욕을 하는가에 그 사람이 존엄을 지킬 수 있느냐 없느냐가 달려 있다고 할 수 있습니다.

충실한 3대 케어는 인생을 풍요롭게 한다

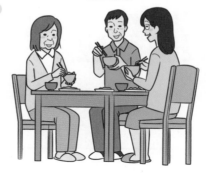

식사

식사는 단순한 영양 공급이 아니라 마지막까지
즐겁게 입으로 먹게 하는 것이다.

목욕

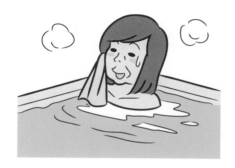

특히 목욕할 때 중요한 것은 특수한 욕조나 기계
욕조가 아니라 일반 욕조에 들어가는 것이다.

배설

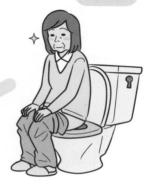

배설 케어는 뒤처리가 아니다. 화장실 변기를
이용할 방법을 찾자.

하루하루의 생활을 즐긴다

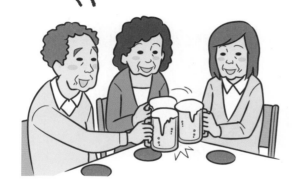

'재활해서 다 나으면 인생을 즐겨야지' 하지 말
고 지금, 여기에서 할 수 있는 것부터 먼저 하자.
노래방은 호흡 훈련, 저녁 반주는 식사 훈련이
라 생각하고 즐기면서 해보는 것이 중요하다.

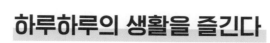

'맛있다'고 느끼며 입으로 먹는 것이 중요

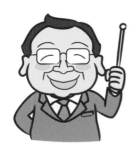

나이를 먹으면 차츰 어린 시절 입맛으로 돌아간다
미각은 보존적이다. 나이가 들면서 어렸을 때 먹었던 음식이나 양념을 다시 찾게 된다고 한다. 몹시 싫어하는 특정 음식이 있는가 하면 몇 끼라도 계속 먹을 수 있을 만큼 좋아하는 음식이 있다. 어르신들의 식습관을 존중하자.

식사는 단순한 영양 공급이 아니다!
'입으로 먹기'에 건강해진다

식사의 중요성은 누구나 인정합니다. 어쨌든 안 먹으면 생명에 지장을 초래합니다. 그런데 어르신들이 먹지 않는다고 해서 즉시 링거나 코에 튜브를 삽입하거나 위루(胃瘻)※를 통해 영양을 주입하는 일은 하지 말아야 합니다. 마지막까지 즐겁게 '입으로 꼭꼭 씹어 먹기' 위한 방법을 고민하기 바랍니다.

왜냐하면 입으로 먹는다는 지극히 당연한 일이 가진 의미가 매우 크기 때문입니다. 다음 쪽에 소개하듯이 식사는 신체나 정신에 큰 영향을 줍니다. 그야말로 심신이 안정된 생활을 하기 위한 기본임을 알 수 있습니다. 식사 케어란 단순히 영양 공급이 아니라는 얘기입니다.

영양 섭취는 중요합니다. 그런데 그것에만 연연해선 안 됩니다. 그보다 어르신들이 '맛있다'고 느끼면서 먹는 것이 더 중요합니다. '영양이 불균형하면 오래 살지 못한다'고 일러주기보다 좋아하는 것을 먹게 해주어야 합니다.

내가 간호 현장에서 실감하기로는 영양의 균형이 나빠도 좋아하는 것을 먹는 사람이 더 건강하게 오래 사는 것 같습니다. '생활 습관을 소중히'는 간병 케어의 대원칙인데, '식생활'도 마찬가지입니다.

※ 위루: 위에 구멍을 내어 튜브를 통과시키고 튜브를 통해 유동식을 직접 흘려 넣는 방법.

식사를 즐기면 심신에 좋은 일이 생긴다

내장 작용이 활발해진다

맛있는 것이 있으면 보기만 해도 침이 나온다. 이때 위액이 나와서 소화 준비를 시작한다. 그러면 간, 이자, 장 전체의 꿈틀운동이 촉진되면서 내장이 활발하게 작용한다.

의식 수준이 향상된다

아침에 눈을 떠도 정신이 흐릿할 수 있다. 하지만 이를 닦고 음식을 씹어 먹음으로써 뇌가 자극을 받아 의식 수준이 향상된다. 식사를 통해 쾌적한 하루가 시작되는 것이다.

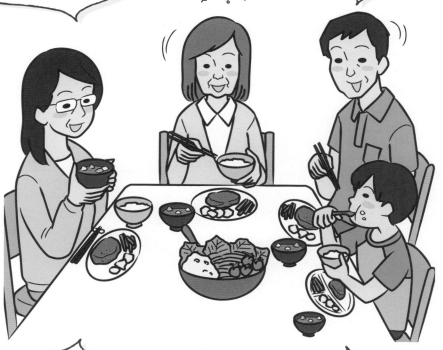

맛이 좋네!

뇌의 감각 & 운동을 관장하는 부위가 자극받는다

꼭꼭 씹어서 식사하면, 뇌에서도 감각과 운동을 관장하는 부위가 자극받는다. 입과 혀, 거기에 팔, 특히 손가락에서 나온 자극 정보가 뇌로 보내져 뇌를 활성화한다.

뇌 전체가 활성화된다

입으로 먹으면 시각, 후각, 미각, 청각, 촉각 등 오감의 정보가 뇌로 전달되어 뇌 전체가 차츰 활성화된다. 두뇌 트레이닝을 하는 것보다 하루 세 번 즐겁게 식사하는 편이 훨씬 더 효과가 있다.

'식사 케어'의 기본은
스스로 먹게 할 방법을 찾는 것

▎혼자 힘으로 먹기 위한 방법 찾기

도구를 찾자

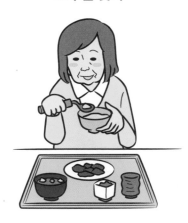

잡기 편한 두툼한 숟가락, 가벼운 밥공기와 접시, 손 관절의 움직임이 불편한 사람에게는 목 부분이 구부러진 숟가락 등 개인 상태를 고려해 자립을 도와줄 목적으로 만들어진 특수 도구가 있으니 사용해 보자.

유동식으로 바꾸기 전 '연화식'

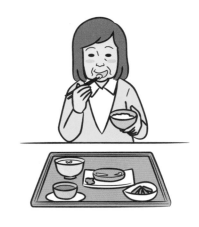

이가 없고 틀니라서 씹기 어려울 때는 '잘게 다진 음식'보다 '연화식'을, 잘 삼키지 못하는 사람에게는 '점도가 있는 음식'을 추천한다.

어떤 음식이 먹기 쉽고, 어떤 도구가 쓰기 쉬울지 고민하자

돌아눕기나 일어나기 케어와 마찬가지로 식사 케어도 도와주기 전에 어르신이 혼자서 할 수 있게 할 방법이 없는지 고민해야 합니다.

먼저 먹기 쉬운 조리법을 찾아야 합니다. 씹기가 어려워 잘게 썰어 만든 '다진 음식'은 입 속에서 흩어져서 넘기기가 어렵습니다. 또 믹서로 간 '유동식'은 보기에 식욕이 안 생깁니다. 최근에는 겉보기엔 일반식인데 씹고 삼키기 쉬운 '연화식'이 많이 나옵니다. 잘 삼키지 못하는 사람에게는 '점도가 있는 음식'을 고안해서 먹게 해야 합니다.

예전에는 잘 사용하던 젓가락을 사용하기 어려워하면 자립을 돕기 위해 고안된 특수 젓가락이나 숟가락을 활용하는 것도 방법입니다.

먹지 않는 상태를 방치하지 않는 방법

어르신이 식사를 하지 않으려 한다면 간호인은 그 이유를 찾아 먹고 싶게 만들 방법을 찾자.

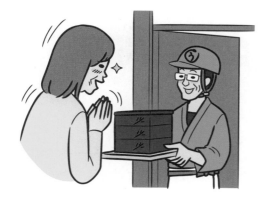

배달 음식을 시킨다

입맛을 돋울 메뉴를 골라 배달시키는 것도 방법이다.
집에서 요리할 수 없는 다양한 메뉴를 맛볼 수 있다.

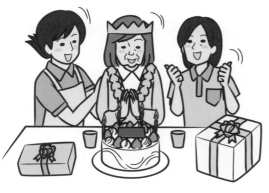

모여서 먹는다

혼자 사시는 어르신이라면 여럿이 모여서 먹는 음식이 훨씬 더 맛있게 느낄 수 있다. 생일 같은 특별한 날이 아니라도 함께 모여서 하는 식사가 보약이다.

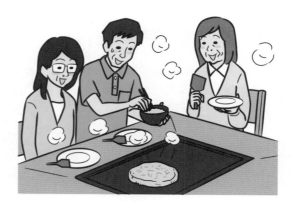

외식을 한다

분위기가 바뀌면 식욕이 돋는다. 우동집, 메밀국수집, 패밀리 레스토랑에 가보자. 가족과 함께 좋아하는 음식점을 찾아가는 것도 큰 즐거움이다.

먹으려 하지 않는다면 식욕을 돋워줄 환경을 만들자

여러 가지로 애를 써봤는데도 먹지 않는다면 그것은 '먹지 못하는 것'이 아니라 '먹을 마음이 생기지 않는 것'이라고 봐야 합니다. 가장 큰 원인은 '배가 고프지 않기' 때문입니다. 외출도 하지 않고 몸을 움직이지 않으니 그럴 법도 합니다. 이때는 식욕이 돋을 만한 생활환경을 만드는 것이 우선입니다.

또 스트레스나 삶의 의욕 감퇴가 식사 거부 행동으로 나타나기도 합니다. 먹지 않는 상태가 지속된다 싶으면 "오늘은 비싼 것 좀 먹어볼까요? 장어덮밥 어떠세요?" "모처럼 외식해요!" 하고 제안해 보는 것도 방법입니다. 매너리즘에 빠진 일상에 변화를 주어 어르신이 먹고 싶도록 연출하는 것도 중요합니다.

식사는 의자에 앉아서, 몸을 숙인 자세로 잘못 삼킴을 예방

올바른 식사 자세

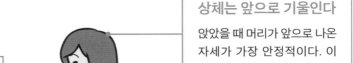

식탁을 더 낮게

시중에서 파는 식탁은 몸집이 작은 어르신에게는 너무 높아서 그릇 안의 내용물이 보이지 않는 일마저 있다. 몸을 앞으로 숙여서 음식을 집으려면 식탁이 그 사람의 배꼽 높이 정도에 와야 알맞다.

상체는 앞으로 기울인다

앉았을 때 머리가 앞으로 나온 자세가 가장 안정적이다. 이 자세는 음식물이 기도로 넘어가는 것을 막아주어 식사에 알맞다.

의자 시트의 높이가 중요

의자 시트는 앉았을 때 무릎이 솟지 않고 뒤꿈치가 바닥에 딱 닿는 높이가 적당하다. 그 사람에게 맞는 의자를 고르도록 하자.

등받이가 있어서 안심

긴장된 상태로 식사하게 해서는 안 된다. 등받이가 붙은 안정감 있는 의자에 앉아야 한다. 반신마비 등의 원인으로 좌우 균형을 잘 잡지 못하는 사람에게는 팔걸이가 있는 의자가 좋다.

잘못 삼킴을 방지하려면 몸을 앞으로 기울인 자세가 정답

당신은 어떤 자세로 식사를 하나요? 대부분 상체를 앞으로 숙이고 먹을 것입니다. 음식물이 잘못해서 기도로 넘어가는 것을 잘못 삼킴(오연)이라고 하는데, 이것은 폐렴의 원인이 됩니다. 이 잘못 삼킴을 방지하는 자세가 우리가 늘 하는 식사 자세입니다. 침대에 똑바로 누워서

먹는다면 금방 사레가 들릴 것입니다.

또 양손을 자유롭게 사용하기 위해서는 안정감 있게 앉아야 합니다. 그러려면 양발의 뒤꿈치가 바닥에 잘 닿아 있어야 합니다. 식탁에 앉았을 때 의자 높이가 어르신의 체구에 맞는지 꼭 확인해야 합니다.

▎피해야 할 잘못된 식사 자세

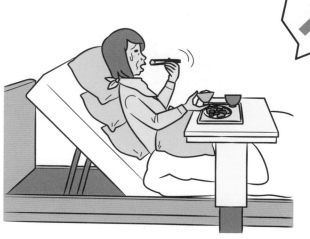

의료용 침대에서 식사하지 않는다

왼쪽 그림은 등 부분이 세워지는 '의료용 침대'다. 식사에는 부적합하기에 절대 사용하지 말기 바란다. 중병인 사람을 처음 일으킬 때는 도움이 되겠지만, 그 자세로 있다가는 엉치뼈 부위에 욕창이 생길 수 있으므로 주의해야 한다.

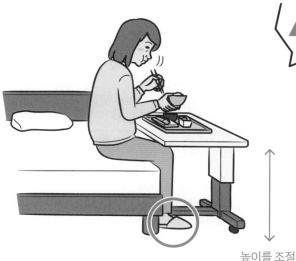

높이를 조절

움직일 수 있다면 식탁에서 먹는다

식사는 식당에 가서 식탁 의자에 앉아서 먹는 것이 이상적이다. 단, 어쩔 수 없이 침실에서 식사를 해야 한다면 발뒤꿈치를 바닥에 대고 앉을 수 있도록 침대 매트까지의 높이를 어르신의 체구에 맞춘다. 사이드 테이블도 몸을 앞으로 숙일 수 있도록 나지막하게 고정시킨다.

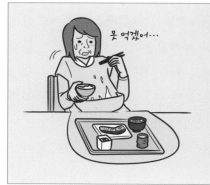

못 먹겠어…

몸을 앞으로 숙이고 먹는 것이 제일, 흘린 것은 닦으면 그만

어르신들이 잘 흘리다 보니 식사 전에 앞치마를 입게 하는 경우가 있다. 음식물을 흘리는 원인은 몸을 앞으로 잘 기울이지 못하거나 상체가 위를 향해 있기 때문일 것이다. 자세가 나쁘면 먹은 음식이 잘못해서 기도나 폐로 들어가 폐렴을 일으키는 원인이 된다. 앞으로 숙인 자세로 먹되 테이블에 음식물을 흘리면 닦으면 된다. 어린아이처럼 취급하지 말고 앞치마가 필요 없는 식사 시간이 되도록 배려하자.

치매 증상이 있을 때는 나란히 앉아 먹으면서 돌본다

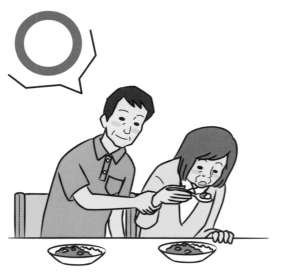

마비가 있을 때는 손을 붙들어준다

주로 쓰는 손이 불편한데도 그 손으로 먹고 싶어 한다면 손을 붙들어 보조해 준다. 이것은 식사 동작을 떠올리게 하는 효과도 있다.

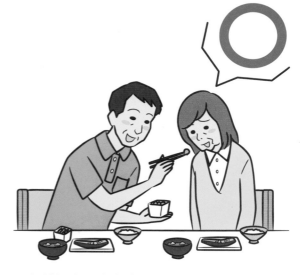

케어할 때는 옆에 앉는다

옆에 나란히 앉아서 케어한다. 몸이 불안정한 상태라면 밀착해서 앉는다.

옆에 앉아서 케어하면 무엇이 먹고 싶은지 알 수 있다

치매 증상 때문에 음식을 입으로 가져오는 자발적 동작을 하지 못하는 사람이 적지 않습니다. 이럴 때는 가능하면 간호인이 옆에 나란히 앉아서 같은 것을 함께 먹도록 합시다.

그렇게 하면 케어의 속도도 어르신에게 맞출 수 있고 다음엔 무엇을 먹고 싶어 하는지 어르신의 마음을 알 수 있습니다.

위의 그림(왼쪽)과 같이 간호인이 어르신의 손을 붙잡아 음식물을 입으로 가져오는 동작을 돕는 방법도 있습니다.

이 방법은 치매 환자에게 식사 동작을 떠올리게 하고, 마비가 있어도 주로 쓰던 손으로 먹고 싶어 하는 사람을 연습시키는 데도 효과가 있습니다.

음식은 아래쪽에서 입으로 가져온다

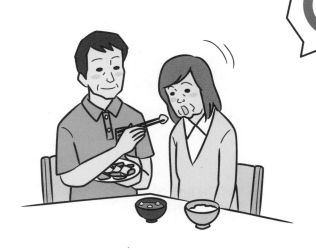

스스로 먹을 때와 같이 주로 쓰는 쪽 손의 아래쪽에서 가져온다

옆에 나란히 앉는다. 몸의 균형이 잡힌 상태라면 어르신이 주로 쓰는 손 쪽에 앉는 것이 좋다. 스스로 먹을 때와 마찬가지로 주로 쓰는 손의 아래쪽에서 음식물을 가져와 먹여준다. 물론 자세는 앞으로 기울이게 하는 것이 기본이다.

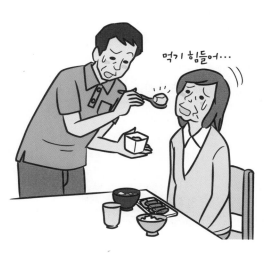

먹기 힘들어...

흡인성 폐렴이란

음식물이 기도로 들어가거나 잡균이 섞인 침이 무의식중에 폐로 흘러 들어가 기관지염 또는 폐렴을 일으키는 것.

잘못된 식사 자세는 흡인성 폐렴의 원인이 된다

식사 케어는 서서 하면 안 된다. 서서 케어하면 어미새가 아기새에게 먹이를 주듯 음식물이 위쪽에서 전달되어 상체가 위를 향하게 된다. 이렇게 되면 턱도 들려서 잘못 삼킴의 원인이 될 수 있다.

숟가락? 젓가락? 식사 케어 때는 무엇이 좋을까?

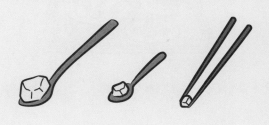

식사 케어를 할 때는 나무젓가락을 쓰는 것이 가장 좋다. 혀나 이에 닿아도 거부감이 없고, 젓가락은 한 번에 집을 수 있는 양이 적어서 먹기도 쉽다. 숟가락을 써야 한다면 큰 카레용 숟가락은 피하자. 커피용 찻숟가락이 알맞다. 식사는 즐겁게 먹는 것이 중요하다. 효율만 따져 빨리 마치려고 하지 말자.

혼자 힘으로 먹기 위한 방법 찾기 & 도구 선택

마지막까지 혼자 힘으로 먹기

사람은 스스로 먹어야 비로소 맛있음을 느낄 수 있습니다. 그런데 먹는 동작이 제대로 이루어져야 맛을 볼 수 있습니다.

주로 쓰는 손에 마비가 왔거나 세밀한 동작을 하지 못하게 되면 일반적으로 숟가락이나 포크를 사용하려 합니다. 하지만 젓가락을 사용하려고 노력하는 것이 좋습니다. 주로 쓰던 손에 마비가 왔지만 다른 쪽 손으로 연습해서 혼자서 젓가락질을 할 수 있게 된 사람도 있습니다. 휴대가 간편한 젓가락과 사용하기 쉬운 젓가락, 다기능 숟가락 등 다양하게 시도해 봅시다.

치매로 젓가락이나 포크 사용법을 잊어버리는 사례도 있는데, 그럴 때는 대신에 손을 사용하면 됩니다. 한입 크기의 주먹밥이나 반찬이라면 먹을 수 있는 사람도 있습니다.

❶ **먹을거리를 손으로 집는 방법을 생각한다**

아무리 나이가 들어도 마지막까지 혼자 힘으로 먹을 수 있는 방법이 있다.
손으로 집어서 먹는 것이다. 다양한 먹을거리를 손으로 집을 수 있게 준비하자.

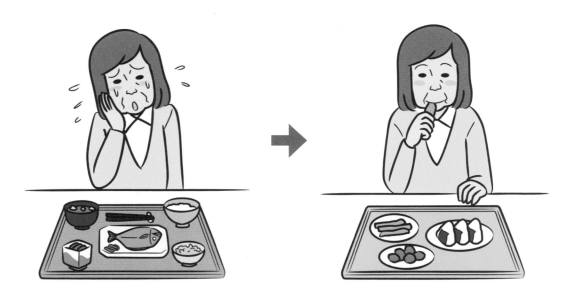

치매로 젓가락 사용법을 잊어버리는 경우가 있는데, 손으로 집어서 먹을 만한
음식을 준비하면 입으로 가져가 넣는다.

❷ 쥐는 힘이 약해도 사용할 수 있는 젓가락을 쓰자

어르신들은 나이가 많이 들어도 젓가락을 잘 사용한다.
젓가락을 더욱더 쓰기 편리하게 고안한 용품이 있으니 활용해 보자.
숟가락처럼 보이지만 젓가락의 기능도 있다. 젓가락을 사용해 왔기에 쓸 수 있는 편리한 도구다.

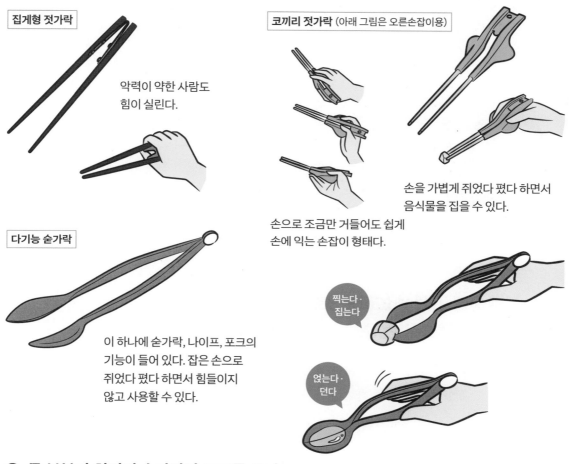

집게형 젓가락

악력이 약한 사람도
힘이 실린다.

다기능 숟가락

이 하나에 숟가락, 나이프, 포크의
기능이 들어 있다. 잡은 손으로
쥐었다 폈다 하면서 힘들이지
않고 사용할 수 있다.

코끼리 젓가락 (아래 그림은 오른손잡이용)

손을 가볍게 쥐었다 폈다 하면서
음식물을 집을 수 있다.

손으로 조금만 거들어도 쉽게
손에 익는 손잡이 형태다.

찍는다·
집는다

엎는다·
던다

❸ 목 부분이 휘어진 숟가락과 포크를 쓴다

장애가 있어 젓가락보다 숟가락이나 포크를 더 선호하는 사람도 있다.
손잡이가 두툼해서 잡기 쉬운 것, 휘어진 것 등이 있다.

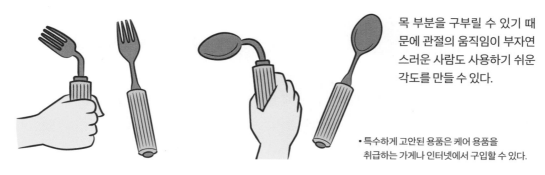

목 부분을 구부릴 수 있기 때
문에 관절의 움직임이 부자연
스러운 사람도 사용하기 쉬운
각도를 만들 수 있다.

• 특수하게 고안된 용품은 케어 용품을
취급하는 가게나 인터넷에서 구입할 수 있다.

스스로 화장실에 갈 수 있도록
방법을 찾는 것이 배설 케어의 기본

배설 돌봄은 뒤처리가 아니다
고령이니까, 마비가 있으니까 무조건 쉽게 기저귀를 채워서는 안
된다. 기저귀를 사용하기 전에 어떻게 하면 혼자서 화장실에 갈
수 있을지 방법을 찾는 것이 배설 케어의 핵심이다.

몸소 화장실에 가서 배설하는 것은
어르신의 존엄을 지키는 중요한 일

우리는 살기 위해 먹습니다. 먹고 나서는 배설해야 합니다. 그 배설 행위가 불쾌하고 굴욕적이라면 살아 있는 것을 부정당하는 느낌이 들 것입니다.

즉 배설 케어는 어르신이 '살아 있어서 좋다'는 마음을 가지게 할 수 있는가와 관련되어 있습니다.

먼저 우리가 매일 어떻게 배설하는지 생각해 볼까요? 우리는 변의나 요의를 느끼면 화장실에 갑니다. 그리고 배변·배뇨하기 쉬운 자세를 취합니다. 마찬가지로 노쇠하거나 장애가 있어도 스스로 화장실에 가서 기분 좋게 배설할 수 있게 하는 것이 배설 간병 케어의 기본입니다.

물론 매번 화장실로 이동하는 것이 고통스럽고 위험할 때는 침대 곁에 둔 이동식 변기를 쓰기도 합니다. 또 기저귀를 사용할 수도 있습니다.

그렇지만 화장실에서 배설하기 위한 방법을 찾으려 하지 않고 고령이니까, 반신마비니까 같은 이유로 안이하게 기저귀를 선택하지는 말아야 합니다. 기저귀를 찬다는 것은 누구에게나 쉽지 않은 일입니다. 기저귀를 갈 때 느낀 굴욕으로 자신감을 잃어 눈 깜짝할 새에 치매에 걸린 사람도 있습니다. 그만큼 배설 케어는 그 사람의 존엄을 지키는 중요한 일입니다.

혼자서 화장실에 가는 법

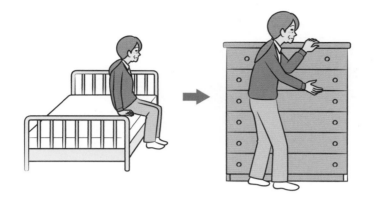

벽이나 가구를 짚고 이동한다

좁은 집에서는 침대에서 서서 손을 뻗으면 벽이나 가구가 있어서 그것을 짚고 화장실까지 걸어갈 수 있다.

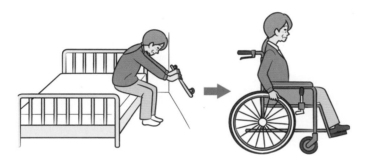

휠체어에 옮겨 타고 이동한다

배리어 프리 시설이 있거나 넓은 집에서라면 휠체어에 옮겨 타고 화장실까지 갈 수 있을 것이다. 시간이 걸린다면 만일에 대비해 안심 팬티나 소변 흡수 패드를 활용하자.

배설 케어란

배설 케어는 기저귀 교체가 아니다. 화장실에서 배설할 수 있게 돕는 것이다. 기저귀 교체는 뒤처리이지 케어가 아니다. 화장실에 갈 수 있게 방법을 찾는 것이 바로 배설 케어다.

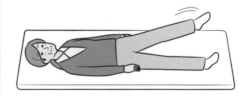

요에서 옆으로 이동해 바닥으로 떨어진다

바닥에 요를 까는 생활환경에서도 네발기기 자세나 앉은 채로는 이동하기 쉽다. 이 점을 활용해서 화장실에 가자.

네발기기로 이동

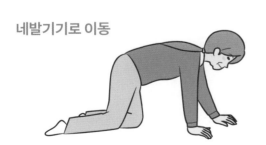

네발로 기어서 이동하는 것은 안전하면서도 확실한 방법이다. 일어나면서 몸을 비틀어 네발기기 자세를 만드는 방법은 84쪽을 참고하기 바란다.

앉아서(坐位) 이동

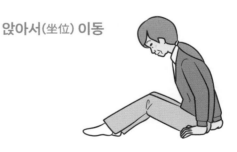

양손으로 바닥을 누르며 엉덩이를 띄워 이동하는 방법이다. 좌위(座位) 이동이라고 부른다. 전진과 후진이 모두 가능하고 계단에서도 활용할 수 있다.

자연 배변을 위해
세 가지 힘을 활용한다

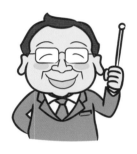

자연 배변에 중요한 것은 자세와 타이밍

배설할 때 상체를 앞으로 쏠리게 하는 것은 큰 의미가 있다. 이때 자연 배변을 하기 위한 세 가지 힘 중 두 가지(복압과 중력)를 사용하기 때문이다. 나머지는 곧창자의 수축력을 활용하는 데 필요한 것으로 배변 반사의 타이밍이다.

'배변 반사'가 일어나는 타이밍을 놓치지 말자

변비로 인해 케어가 필요한 어르신이 많습니다. 사실 치매에서 보이는 '문제 행동'의 계기 중 절반은 변비라고 알려져 있습니다.

그렇다고 해서 쉽게 변비약을 쓰거나 관장하는 단계로 뛰어넘지 말아야 합니다. 이러한 방법은 화학물질의 힘으로 곧창자를 수축시켜 배변을 유도하기 때문에 자연적이고 쾌적한 배설이라 할 수 없습니다.

우리가 자연 배변이 가능한 것은 세 가지 힘을 쓰고 있기 때문입니다. 첫째, '복압'입니다. 그리고 둘째가 '중력'입니다. 이 두 가지 힘을 잘 사용하기 위해 우리는 앉아서 앞으로 몸을 쏠리게 하는 자세를 취하고 배변하는 것입니다. 누운 상태에 비해 앉았을 때 복압은 2배에서 3배가 올라갑니다. 또 앞으로 숙인 채 앉아 있으면 항문이 정확히 밑을 향하게 됩니다.

세 번째 힘이 '곧창자의 수축력'입니다. 하지만 곧창자는 스스로 움직이지 못하고 '배변 반사'가 일어나야만 움직입니다. 배변 반사는 언제 일어날까요? 답은 명쾌합니다. '배변하고 싶을 때'입니다. 즉 변의를 느끼는 그때 배변 반사가 일어납니다. 화장실에 가고 싶어지는 순간은 식후, 특히 아침 식사 후일 것입니다. 따라서 아침 식사 후에 화장실에 앉아서 배변하는 생활 습관을 들이는 것이 중요합니다.

자연 배변에 쓰이는 세 가지 힘

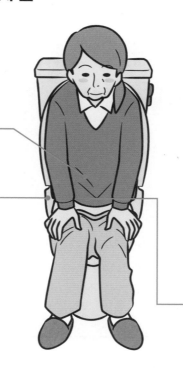

❶ 복압
복강 내압을 높여 곧창자를 압박해 배변 반사가 일어나기 쉽게 유도한다. 버티고 힘을 주는 사이 복강 내압을 높일 수 있다.

❷ 중력
누운 채 기저귀에 배설하면 중력을 이용하지 못한다. 몸이 앞으로 쏠리도록 적절한 자세를 취하면 고령이 되어도 중력을 활용할 수 있다.

❸ 곧창자의 수축력
곧창자의 근육은 배변 반사가 일어났을 때 수축해서 변을 내보낸다. 변의를 느낄 때가 곧 배변 반사가 일어나는 때다.

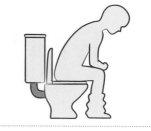
배설을 위한 앞 쏠림 자세

사용하기 쉬운 이동식 변기

이동식 변기는 공사 현장에서 쓰는 '받침대형' 변기가 아니라, 케어용인 '의자형'으로 선택해야 한다.

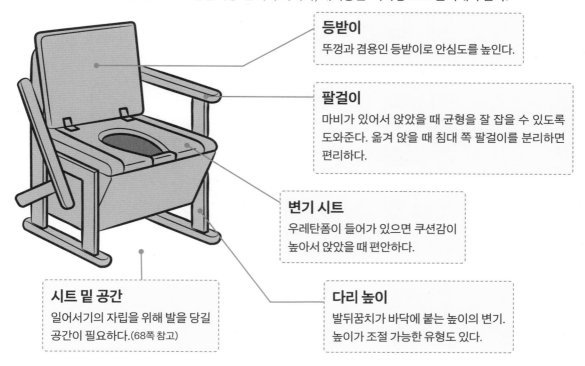

등받이
뚜껑과 겸용인 등받이로 안심도를 높인다.

팔걸이
마비가 있어서 앉았을 때 균형을 잘 잡을 수 있도록 도와준다. 옮겨 앉을 때 침대 쪽 팔걸이를 분리하면 편리하다.

변기 시트
우레탄폼이 들어가 있으면 쿠션감이 높아서 앉았을 때 편안하다.

시트 밑 공간
일어서기의 자립을 위해 발을 당길 공간이 필요하다.(68쪽 참고)

다리 높이
발뒤꿈치가 바닥에 붙는 높이의 변기. 높이가 조절 가능한 유형도 있다.

침대에서 일어날 수 있으면 기저귀에 의지할 필요가 없다!

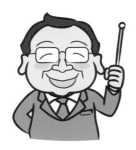

화장실 사용이 힘들다면 이동식 변기에

기저귀에 의존하는 불쾌하고 굴욕적인 배설을 하지 않으려면 스스로 화장실에 갈 수 있는 조건을 만들어야 한다. 휠체어, 또는 이동식 변기로 안전하게 옮겨 앉을 수 있게 그에 맞는 환경을 조성하자.

기저귀에 의존하지 않기 위한 환경

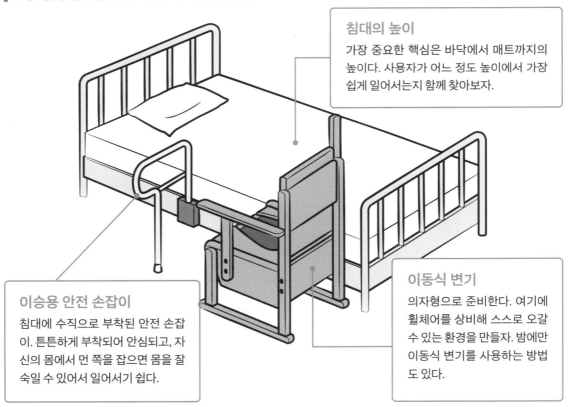

침대의 높이

가장 중요한 핵심은 바닥에서 매트까지의 높이이다. 사용자가 어느 정도 높이에서 가장 쉽게 일어서는지 함께 찾아보자.

이승용 안전 손잡이

침대에 수직으로 부착된 안전 손잡이. 튼튼하게 부착되어 안심되고, 자신의 몸에서 먼 쪽을 잡으면 몸을 잘 숙일 수 있어서 일어서기 쉽다.

이동식 변기

의자형으로 준비한다. 여기에 휠체어를 상비해 스스로 오갈 수 있는 환경을 만들자. 밤에만 이동식 변기를 사용하는 방법도 있다.

이동식 변기로 옮겨 앉는 방법

1 침대 가장자리에 앉는다

침대에서 발을 떨어뜨리고 앉는다.
바지와 속옷을 내려두면 이후 편하다.

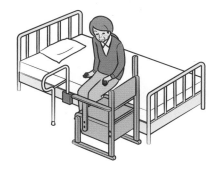

2 몸을 앞으로 내민다

이승용 안전 손잡이를 양손으로 잡고 몸
을 조금 앞으로 내민다. 발을 당기기 편해
져서 일어서기가 쉽다.

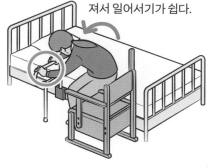

3 변기 뚜껑을 연다

이동식 변기의 뚜껑을 열어서 등받
이로 만든다.

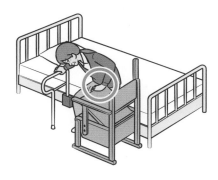

4 이동용 안전 손잡이, 변기의 팔걸이를 잡고 선다

상체가 앞으로 숙여지도록 팔걸이를 잡
고 엉덩이를 든다. 이때 내려둔 바지나 속
옷이 자동으로 떨어지면 케어가 필요치
않다.

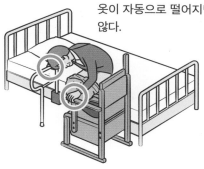

5 몸을 돌려서 변기에 앉는다

몸의 방향을 돌려서 엉덩이를 변기
에 내려 앉는다.

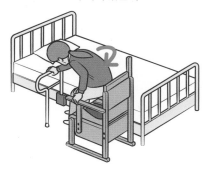

6 변기에 앉아 몸을 숙인다

배설을 위해 앞으로 기울인 자세를 유지
한다.(161쪽 참고) 이 자세에서 복압과 중
력을 이용한다.

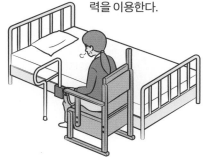

탈기저귀를 위한 요의 회복 단계

요의는 틀림없이 회복한다

특별 양호 노인홈에 근무했을 때의 이야기입니다. 병원에서 나와 입소한 사람 중 태반이 기저귀를 차고 있었습니다. 요의를 느끼기는커녕 기저귀가 젖었는지조차 모르는 사람들이니 어쩔 수 없다고 생각했습니다.

그런데 생각해 보면, 하반신마비와 같은 장애가 있지 않고서야 요의는 물론 기저귀의 축축함을 느끼는 피부 감각이 소실될 리 없습니다. 알고 보니 병원에서 기저귀를 채운 탓에 요의를 호소할 필요가 없어진 것이 원인이었습니다.

입원 중에 요의를 알렸다가 책망을 들었다는 사람도 많습니다. 그렇다면 요의를 호소할 때 칭찬을 해주면 감각이 다시 돌아오지 않을까요? 그렇게 해서 고안한 것이 '요의 회복 단계'입니다.

장애별 '변의 · 요의와 피부 감각'의 유무

장애 상태	변의 · 요의	피부 감각	대응
뇌졸중 반신마비	○ 예외적으로만 소실된다.	○ 감각 마비가 생기는 부위는 손발뿐이다.	기저귀는 불필요. 변의 · 요의를 느끼지 못하면 '요의 회복 단계'로 회복시키자!
중증 치매	○ 식별할 수 없을 뿐이다.	○ 소실되지 않는다.	
노화	○ 실패할 때가 있을 뿐이다.	○ 소실되지 않는다.	
파킨슨병	○ 즉시 움직이지 못해 실패할 뿐이다.	○ 소실되지 않는다.	
하반신마비	△ 소실되지만 왜인지 모를 변의 · 요의를 느끼는 사람도 있다.	× 소실된다.	기저귀 사용이 기본.
사지마비	△ 소실되지만 왜인지 모를 변의 · 요의를 느끼는 사람도 있다.	× 소실된다.	기저귀 사용이 기본.
의식장애	× 호소하지 못한다.	× 호소하지 못한다.	기저귀 사용이 기본.

■ 요의 회복 단계

기저귀를 하루아침에 뗄 수도 없고, 회복까지 걸리는 기간에도 개인차가 있다.
단계를 밟으며 배설 감각을 서서히 되돌리자.

1단계 기저귀가 젖었는지 모른다 (하지만 물어보면 젖었는지 거의 안다)

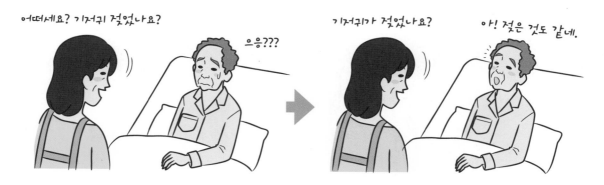

기저귀를 갈기 전에 본인에게 젖었는지 물어보자. 젖었다고 말했다가 핀잔을 들은 경험이 있는 사람이 많지만 피부 감각이 사라진 것은 아니다.

몇 번 묻는 동안 서서히 알게 된다. 기저귀가 젖었다고 맞게 말하면 칭찬을 해주고 즉시 기저귀를 갈아준다. 인정받아 자신감을 회복하면 알아서 먼저 알려준다.

2단계 기저귀가 젖었다고 알렸지만 소변은 이미 차갑다 (냉각이 회복)

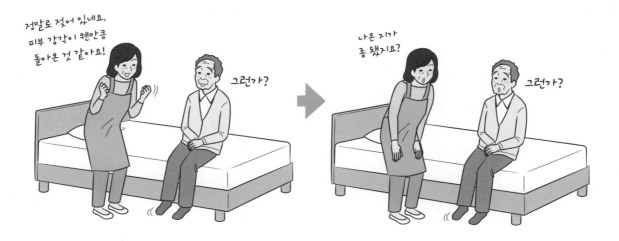

"젖으면 먼저 알려주실래요?" 하고 적극적으로 요청하자. 젖었다고 알리면 즉시 기저귀를 교체해 준다. 피부 감각이 돌아왔는데 기저귀가 축축한 상태로 있으면 불쾌한 시간만 길어질 뿐이다.

그런데 기저귀를 열어보면 이미 소변이 식어 있다. 피부 감각 중 가장 민감한 냉각만 회복되었기 때문이다.

3단계 소변이 식기 전에 기저귀가 젖었다고 알린다 (피부 감각이 회복)

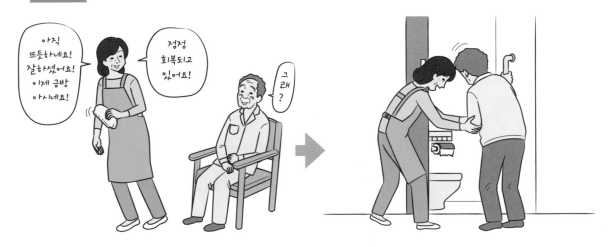

"젖었을 때 바로 알려주시면 좋겠어요"라고 말하는 것이 정답이다. 기저귀를 확인했을 때 아직 소변이 식지 않았다면 피부 감각이 되돌아왔다는 뜻이다.

기저귀가 젖었는지 분간할 수 있으니 피부 감각은 어느 정도 회복된 셈이다. 다음은 요의 회복에 도전하자. "소변이 나올 것 같다고 느껴질 때 알려주세요"라고 말을 건네자.

4단계 배뇨 전에 이따금 요의를 알린다

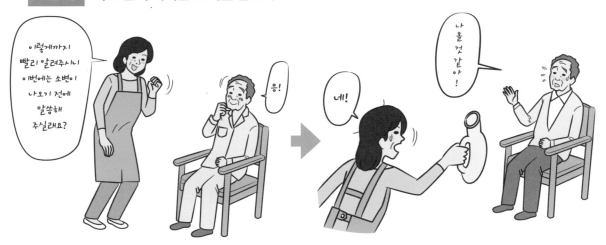

'나올 것 같다'고 알려주면 칭찬을 해준다. 이때 "그럼 기저귀에다 하세요. 이따가 갈아 드릴게요" 하는 식의 대응은 간호인으로서 실격! 이것이 탈기저귀를 위한 중요한 단계임을 잊지 말자.

'나올 것 같다'고 호소할 때 가능하면 화장실로 안내하자. 시간이 걸릴 것 같다면 이동식 변기나 소변기로 대체한다. 오랜만에 기저귀를 벗어나 배뇨하는 체험을 하게 하는 것이 목적이다.

배뇨 전에 대체로 요의를 알린다

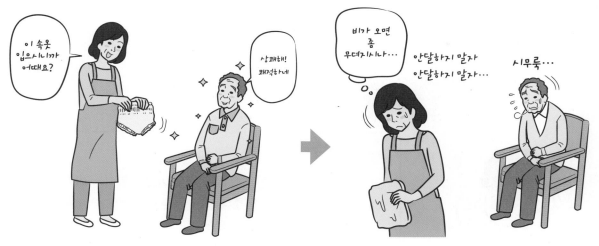

대체로 요의가 회복되었다. 마침내 기저귀의 불쾌감에서 해방! 하지만 요의를 못 느낄 때도 있으니 만일에 대비해 요실금 팬티를 사용하면 좋다.

실패해도 절대 핀잔을 주지 말고, 안달하지 말자. 화장실에서 배뇨할 수 있게 된 것을 함께 기뻐하자.

6단계 **배뇨 전에 항상 요의를 알린다** (요의 회복)

기저귀에서 해방되어 팬티를 입으면 표정부터 바뀝니다. 모두 웃음을 되찾지요.

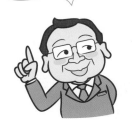

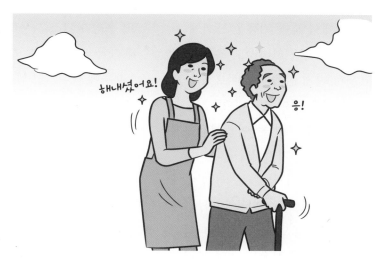

이제 '요의 회복 단계'로 요의가 회복되었다. 탈기저귀에 성공한 것이다. 일진일퇴를 거듭하는 경우가 많지만 초조해하지 말고 배설 감각을 차근차근 되돌리는 것이 중요하다.

욕조에 들어가 여유를 느끼는
목욕 케어를

'기계욕'은 어르신에게 공포감을 준다

간호인은 '기저귀 체험'을 통해 비로소 기저귀를 차는 어르신의 마음을 이해한다. '기계욕'도 체험해 봐야 그 두려움을 이해할 수 있다. 즐겁고 기대에 차야 할 목욕 시간이 공포의 시간이 되지 않도록 배려하자.

어르신이 주체적으로 입욕할 수 있게 돕는
케어는 욕조에 들어가는 기쁨과 마음의 여유를 가져다준다

자기 몸을 청결하게 하는 일은 삶의 만족도를 높여주며, 청결함에서 오는 기쁨을 느끼게 해줍니다. 그래서 몸이 불편하더라도 목욕을 하거나 샤워를 해서 자기 몸을 적극적으로 돌보고 있다는 느낌을 주는 것이 좋습니다.

그러므로 목욕 간병 케어는 어르신들에게 큰 기쁨과 마음의 안정을 가져다줍니다.

과거에는 잘 걷거나 서지 못하는 사람에게 가정에 고무로 만든 욕조를 갖다 놓거나, 기계식 욕조에서 누운 상태로 입욕을 시켰습니다.

그런데 누운 자세에서 긴장을 풀면 부력으로 발과 엉덩이가 떠올라 위험합니다. 몸과 마음이 긴장된 상태에서 하는 목욕을 진정한 목욕이라 할 수 없습니다. 안정감 있는 입욕 자세란, 우리가 평소 사용하는 가정용 욕조에 다리를 살짝 굽히고 앉는 것입니다.

욕조에 들어가고 나올 때는 '목욕 의자'를 받침대로 사용합니다. 욕조에서 나올 때 돕는 것이 어렵다고 생각하기 쉬운데, 우리가 평소에 하듯이 욕조에서 나올 때는 물의 부력이 작용해 그렇게 큰 힘이 필요하지 않습니다.

뇌졸중의 후유증으로 생긴 반신마비로 간병·간호 요구도가 높아서 몇 년 동안 기계욕을 한 분이 있었습니다. 그분을 집에 있는 욕조에 들어가게 한 적이 있었는데, 그때 본 환한 웃음을 지금까지도 잊을 수 없습니다.

168

어르신이 주체적으로 입욕할 수 있는 방법을 생각한다

수동적 입욕법

고무 욕조

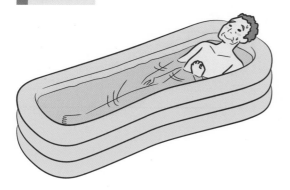

방문 입욕 시 종종 사용되는데, 물을 채우고 빼는 데 시간이 걸리고 간병 케어의 난도가 높다.

기계욕

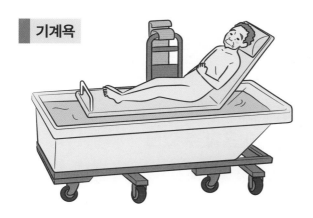

누운 자세로 욕조에 들어가게 되는데 이때 부력이 작용해 발이 위로 떠서 머리가 물에 잠길 위험이 있다. 빠지지 않도록 주의해야 한다.

주체적 입욕법

생활 재활식 입욕

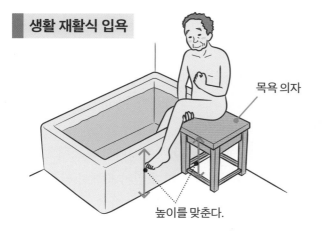

목욕 의자

높이를 맞춘다.

조금만 신경 쓰면 누구라도 가정에 있는 욕조에 안심하고 들어갈 수 있다.

어르신에게는 가정용 좁은 욕조를

신체 기능이 떨어진 어르신에게는 가정용으로 나온 좁은 욕조가 더 적합하다. 욕조가 좁으면 다리를 굽히고 들어갈 수 있고 등과 발을 욕조로 지탱해 몸을 고정할 수 있기 때문이다.

어르신과 간호인이 모두 편하고 자립이 가능한 입욕 환경을 만든다

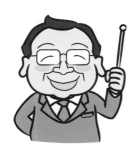

고령이라도 혼자 힘으로 욕조에 들어갈 수 있는 입욕 환경을

기계욕은 어르신들에게 공포감을 주고 간호인은 케어의 양이 늘어난다. 그저 위를 보고 누워서 하는 수동적인 입욕이 아니라 어르신 스스로 입욕할 수 있는 환경을 만들자.

서양식 욕조는 자세가 안정되지 않아 비추천! 폭이 좁은 욕조가 안정된 자세에서 부력도 이용할 수 있다

고령이 되거나 간병·간호 요구도가 높아져도 마지막까지 혼자 힘으로 욕조에 들어갈 수 있고 간호인의 도움을 덜 받고도 할 수 있는 입욕법이 있을까요?

먼저 하드웨어적인 면부터 살펴보면 욕조의 선택이 중요합니다. 일반 가정에 설치된 욕조는 대부분 등받이가 경사가 있습니다. 기대어 앉기 좋게 만든 것으로 보이지만 욕조의 폭이 좁은 것이 목욕 케어에는 더 좋습니다.

거의 누워야 몸이 물에 잠기는 '서양식'을 선택하는 사람이 종종 있는데 이는 최악의 선택입니다. 입욕 자세가 불안정해 위험하고 욕조에서 나올 때 부력을 이용할 수 없어 고생합니

다. 가장 좋은 것은 길지 않고 폭이 좁은 욕조입니다. 자세가 안정되고, 나올 때도 부력을 이용할 수 있어서 편리합니다.

목욕 케어에 적합한 욕조는 높이가 약 40cm가 되도록 설치하는 것이 이상적인 입욕 환경입니다. 그리고 동일한 40cm 높이의 '목욕 의자'를 욕조 옆에 준비해 둡니다. 만일 바닥에 거치해 둔 욕조라면 살평상으로 바닥 전체를 높여주어 욕조의 높이가 40cm가 되도록 조절하기 바랍니다.

이렇게 하면 앉은 상태에서 욕조에 드나들 수 있어서 일어서거나 걷지 못해도 앉을 수 있다면 최소한의 케어로 입욕할 수 있습니다.

자립할 수 있는 입욕 환경의 핵심

이상적인 욕조(길지 않고 폭이 좁은 욕조)

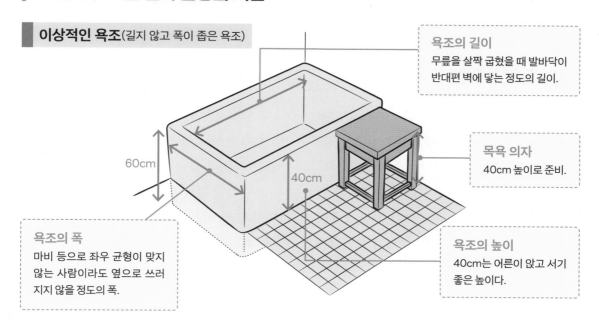

욕조의 길이
무릎을 살짝 굽혔을 때 발바닥이 반대편 벽에 닿는 정도의 길이.

목욕 의자
40cm 높이로 준비.

60cm

40cm

욕조의 폭
마비 등으로 좌우 균형이 맞지 않는 사람이라도 옆으로 쓰러지지 않을 정도의 폭.

욕조의 높이
40cm는 어른이 앉고 서기 좋은 높이다.

바닥에 거치해 둔 욕조일 때

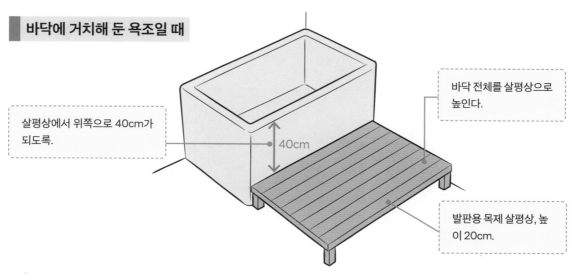

살평상에서 위쪽으로 40cm가 되도록.

바닥 전체를 살평상으로 높인다.

40cm

발판용 목제 살평상, 높이 20cm.

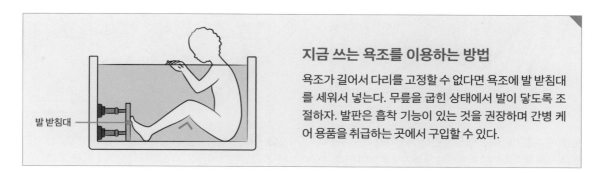

발 받침대

지금 쓰는 욕조를 이용하는 방법

욕조가 길어서 다리를 고정할 수 없다면 욕조에 발 받침대를 세워서 넣는다. 무릎을 굽힌 상태에서 발이 닿도록 조절하자. 발판은 흡착 기능이 있는 것을 권장하며 간병 케어 용품을 취급하는 곳에서 구입할 수 있다.

목욕 케어가 수월해지는 욕조 유형과 설치 방법

일부 매립형 일본식 욕조가 최고

고령이 되어도 자립해서 입욕이 가능하고 설령 케어가 필요해도 수월하게 도울 수 있는 욕조로는 어떤 것이 좋을까요?

먼저 욕조는 아래 그림과 같이 세 종류가 있습니다. 의외로 좁고 깊은 욕조가 가장 좋습니다. 서양식은 물론 절충식도 자세가 불안정해서 욕조에서 나오기가 힘듭니다.

욕조를 설치하는 방법에는 173쪽 설명처럼 네 가지 유형이 있습니다. 배리어 프리를 의식해 전체매립형을 선택해서는 안 됩니다. 이것은 자립의 촉진과 케어를 모두 어렵게 만듭니다. 목욕 의자를 사용해 앉아서 출입하기 쉬운 일부 매립형 욕조가 적당합니다.

■ **욕조의 유형**

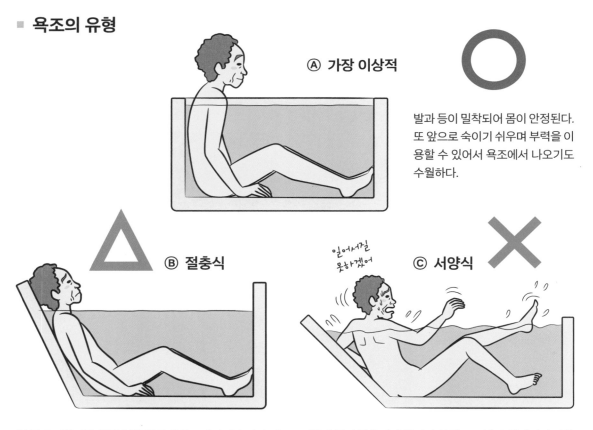

Ⓐ 가장 이상적 ○

발과 등이 밀착되어 몸이 안정된다. 또 앞으로 숙이기 쉬우며 부력을 이용할 수 있어서 욕조에서 나오기도 수월하다.

Ⓑ 절충식 △

등 쪽에 기울기만 약간 있을 뿐인데 욕조에서 나오기가 어렵다. 대응책으로 반대 방향으로 들어가는 방법이 있다.

일어서질 못하겠어

Ⓒ 서양식 ✕

발과 등이 밀착되지 않아서 부력으로 발과 엉덩이가 떠올라 몸이 불안정해진다. 욕조에서 나오기도 힘들다.

■ 욕조 설치 방법의 유형

❶ 전체 매립형

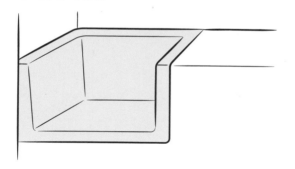

욕조 전체를 바닥에 완전히 매립한 유형이다. 이 환경에서는 어르신이 바닥에 앉고 바닥에서 일어서는 동작이 어려울 것이다. 케어도 어렵다.

❷ 상부 돌출형

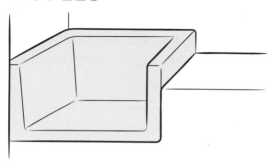

오수가 유입되지 않도록 욕조의 턱이 조금 올라와 있는 유형이다. 이 또한 어르신이 바닥에 앉고 바닥에서 일어서는 동작을 해야 해서 사용이 어렵다. 케어도 어렵다.

❸ 일부 매립형

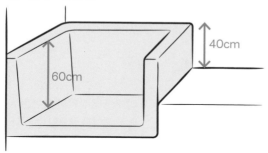

높이 60cm의 욕조를 20cm만 묻는 것이 이상적이다. 그리고 40cm 높이의 목욕 의자에 앉아 욕조에 들어가고 나올 수 있다.

❹ 거치형

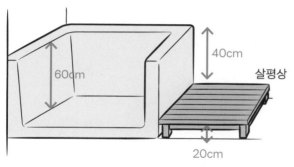

살평상을 깔고 바닥 전체를 20cm 높이면 일부 매립형처럼 사용할 수 있다. 욕실 문이 안쪽으로 열릴 때는 턱 높이에 따라 개폐가 안 될 수 있기에 아코디언형 커튼으로 대체하는 방식 등을 고려해야 한다.

혼자서 옷을 벗는 방법
(왼쪽 반신마비일 때)

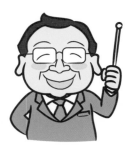

옷을 벗을 때는 마비가 없는 건강한 쪽부터

옷을 입을 때는 불편한 쪽(마비된 쪽)부터, 벗을 때는 건강한 쪽(마비되지 않은 쪽)부터 하는 것이 좋다. 목욕을 할 때는 불편하지 않은 쪽(마비되지 않은 쪽)부터 먼저 벗는 것이 좋다.

둥근 목 스웨터나 티셔츠

1 건강한 손으로 목둘레 뒤쪽을 당긴다

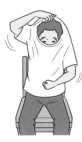

왼쪽 반신마비

스웨터나 티셔츠는 갈아입기 쉽게 품이 여유롭고 소재가 부드러운 것을 고르자.

2 머리를 옷에서 뺀다

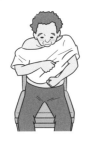

어깨의 움직임이 불편한 사람은 케어가 필요할 수 있다.

3 건강한 쪽 손을 뺀다

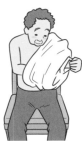

건강한 손을 털어 옷이 떨어지게 하면 좋다.

4 불편한 손을 뺀다

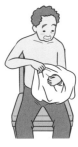

건강한 손으로 불편한 손에서 옷을 빼낸다.

앞이 트인 상의나 셔츠

1 단추를 푼다

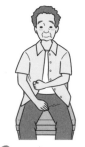

왼쪽 반신마비

건강한 손으로 단추를 푼다. 여의치 않을 때는 찍찍이 옷이 편리하다.

2 건강한 쪽 어깨부터 옷을 벗는다

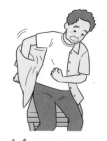

마비가 있는 쪽으로 몸을 기울이면서 건강한 쪽 어깨부터 옷을 벗는다.

3 건강한 손을 뺀다

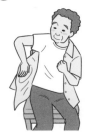

건강한 손을 털어서 옷이 떨어지게 하면 좋다.

4 불편한 손을 뺀다

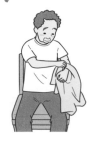

건강한 손으로 불편한 손에서 옷을 빼낸다.

바지나 속옷을 벗을 때

1 의자에 앉은 채 바지를 내린다

 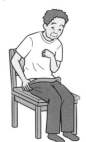

왼쪽 반신마비

엉덩이가 최대한 나오게 바지를 내린다.

2 손으로 받침대를 짚고 엉덩이를 든다

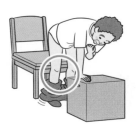

일어서기의 요령(74쪽 참고)대로 안정감 있는 받침대를 손으로 짚고 바지를 떨어뜨린다.

3 앉아서 건강한 다리부터 뺀다

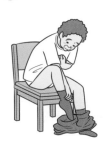

앉아서 건강한 다리를 바지에서 빼낸다.

4 불편한 다리를 얹어놓고 옷을 뺀다

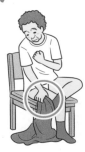

건강한 손으로 불편한 다리를 무릎 위에 얹어놓고 바지를 빼낸다.

혼자서 옷을 입는 방법
(왼쪽 반신마비일 때)

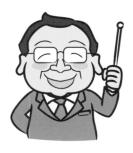

옷을 입을 때는 불편한 쪽부터

옷을 입을 때는 불편한 쪽부터 입는 것이 원칙이다. 왼쪽 반신마비가 있는 사람이 '착의실행(着衣失行)' 증상까지 있을 경우 친절하게 도와주는 것이 케어의 기본이다.

※ 착의실행이란: 뇌혈관 장애 때문에 옷 입는 방법을 잊어버리는 것.
소매에 다리를 넣기도 하고 바지를 머리에 쓰기도 한다.

둥근 목 스웨터나 티셔츠

1 불편한 손을 소매에 넣는다

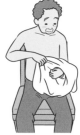

왼쪽 반신마비

건강한 손을 이용해 옷 소매에 불편한 손을 통과시킨다.

2 옷에 머리를 넣는다

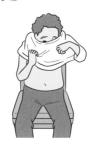

한 손만 끼운 상태에서 옷을 머리에 씌워 입는다.

3 건강한 손을 넣는다

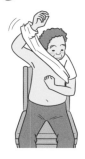

건강한 손을 소매에 통과시킨다. 한 손으로 하기 어려울 때는 도와주자.

4 옷을 정돈한다

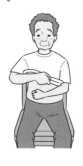

건강한 손으로 옷을 잡아 내려 정돈한다. 등처럼 손이 닿지 않는 부분은 도와주자.

앞이 트인 상의나 셔츠

1 불편한 손을 소매로 통과시킨다

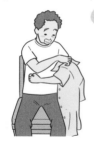

왼쪽 반신마비

불편한 손을 먼저 통과시킨다.

2 옷을 뒤로 두른다

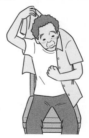

어깨가 잘 움직여지지 않을 때는 도와준다.

3 건강한 손을 소매로 통과시킨다

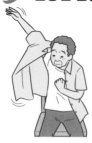

옷은 한 손으로 입고 벗기 쉽도록 낙낙하고 유연성 있는 것이 좋다.

4 단추를 채운다

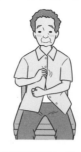

손의 감각이 무뎌졌다면 큰 단추가 편리하다. 찍찍이로 여미는 방법도 있다.

바지나 속옷을 입을 때

1 불편한 다리부터 넣는다

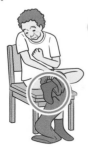

왼쪽 반신마비

건강한 손으로 불편한 다리를 무릎 위에 올리고 바지에 다리를 넣는다.

2 건강한 다리를 넣는다

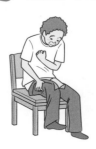

불편한 다리부터 넣고, 건강한 쪽 다리 순으로 입힌다.

3 받침대를 손으로 짚고 엉덩이를 들어 올린다

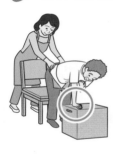

일어서기 요령(74쪽 참고)대로 엉덩이를 띄우고 간호인이 바지를 당겨 올린다. 머리로 벽을 짚은 상태에서 스스로 당겨 올리는 사람도 있다.

4 옷을 정돈한다

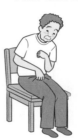

허리띠나 지퍼를 채운다.

어르신도 간호인도 편해지는
목욕 케어법 ❶

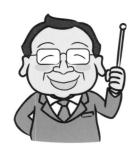

집에 있는 욕조에 안심하고 들어가게 하는 것이 목욕 케어

반신마비의 정도가 심하다고 해서 꼭 기계욕을 해야 하는 것은 아니다. 일부 케어를 받아 집에서 목욕할 수도 있다. 179~187쪽에서는 입욕 시에 동반하게 되는 네 가지 동작에 대한 케어의 요령을 자세히 소개한다.

▌입욕 시에 필요한 네 가지 동작

1단계 **목욕 의자에 앉는다**

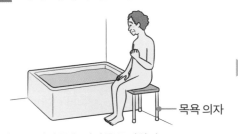

목욕 의자

욕조와 같은 높이의 목욕 의자를 준비한다.

2단계 **몸을 씻는다**

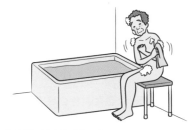

목욕 의자에 앉아 몸을 씻는다.

3단계 **욕조에 들어간다**

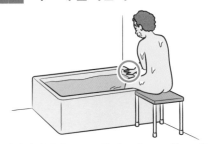

앉은 상태에서 몸을 90도 돌리고 손으로 욕조 테두리를 짚고 들어간다.

4단계 **욕조에서 나온다**

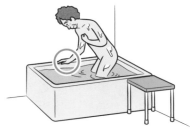

오른손으로 욕조 테두리를 짚고 몸을 숙이면 부력이 작용해 엉덩이가 자연히 들린다.

휠체어에서 목욕 의자로 이동하는 방법

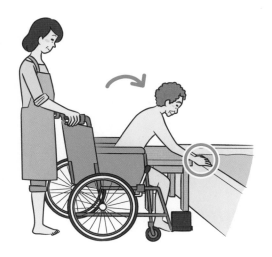

1 손으로 욕조 테두리를 짚는다

휠체어로 욕조 가까이 이동한다. 목욕 의자에서 몸을 씻는 것으로 이동 거리를 줄인다. 받침대를 사용해 일어서는 요령(74쪽 참고)에서처럼 머리가 발보다 앞으로 나오게 숙인다. 케어 때는 엉덩이를 양손으로 끼우듯 잡고 앞으로 가볍게 밀어준다.

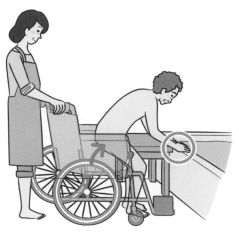

2 몸을 숙여 엉덩이를 든다

몸을 숙인 상태에서는 힘을 주지 않아도 엉덩이가 들린다. 이때 양손(반신마비일 경우는 마비되지 않은 손)에 체중을 실어 욕조 테두리를 누르는 것이 핵심이다.

마비가 있는 사람이라도 일부 케어를 받아 입욕할 수 있다!

'기계욕'을 체험해 보면 발이나 엉덩이가 물에서 떠올라 몸이 불안정해지는 것을 알 수 있습니다. 기계욕은 어르신들에게 공포심을 줄 뿐 아니라 케어의 양 또한 늘어납니다.

마비의 정도가 심한 사람일 경우 기계욕이 아니면 목욕 케어가 어려운 게 아니냐고 생각할 수 있는데, 그렇지 않습니다. 하반신을 전혀 못 쓰는 사람은 케어를 받아야 하겠지만, 반신

마비인 사람이라면 증상이 심해도 일부 케어만으로 입욕할 수 있습니다.

몸무게가 많이 나가는 사람은 입욕 케어가 어렵다고 생각할지 모르는데, 그 반대입니다. 체구가 큰 사람은 물의 부력을 많이 받아 오히려 쉽습니다. 익숙한 내 집 욕조에 안심하고 들어갈 수 있다면 그것이 진정한 입욕이 아닐까요?

3 몸의 방향을 돌린다

몸을 돌려서 엉덩이를 목욕 의자 쪽으로 가져간다. 이때도 욕조 테두리를 짚은 상태에서 손에 체중을 실으면 손쉽게 할 수 있다. 팔걸이가 분리되는 휠체어라면 이동이 더 수월하다.

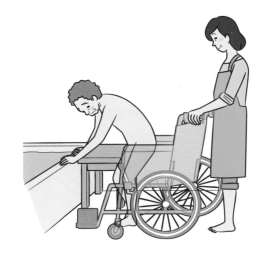

4 목욕 의자에 옮겨 앉는다

몸을 숙여서 머리가 앞으로 나와 있는 상태일수록 엉덩이가 목욕 의자에 깊숙이 들어가기에 고쳐 앉는 과정 없이 마칠 수 있다.

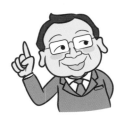

제8장에서 공부한 '의자에서 일어서기'와 '의자에 앉기' 케어법이 기본입니다.

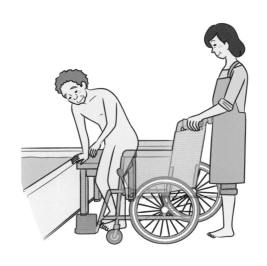

케어법을 응용해 더 쉽게 입욕하자

욕조 옆에 있는 목욕 의자에서 몸을 씻게 합니다. 비눗물이 욕조에 들어갈까 봐 걱정된다면 목욕 의자를 시트가 넓은 것으로 준비합니다.

양발로 바닥을 짚은 안정된 자세로 목욕 의자에 앉게 되면 양손이 자유로워져서 스스로 몸을 씻을 수 있습니다. 반신마비인 사람은 마비되지 않은 손이나 등을 씻을 때 도와주면 됩니다. 물론 혼자서 할 수 있는 사람은 스스로 하게 해야 합니다.

가장 어려운 것은 엉덩이를 씻는 일인데, 목욕 의자에서 엉덩이를 띄워야 합니다.

하지만 이것도 앞뒤 균형을 이용한 '받침대를 사용해 손쉽게 일어서는 방법'에 나온 케어법(74쪽 참고)을 응용하면 할 수 있습니다.

목욕 의자를 이용해 엉덩이를 씻는 방법

목욕 의자에 안정감 있게 앉으면 양손을 쓸 수 있기에 자기 몸을 스스로 씻을 수 있다. 그런데 엉덩이를 씻을 때는 허리를 들어야 하기 때문에 도움이 필요하다.

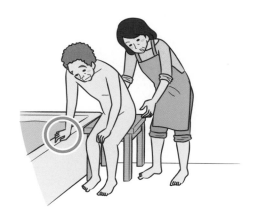

1 욕조 테두리를 누르며 엉덩이를 든다

몸을 앞으로 숙이기 위해 욕조 테두리의 앞쪽을 손으로 누르며 엉덩이를 띄우게 한 뒤 씻어준다.

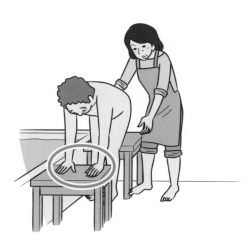

2 안정감 있는 받침대를 사용해 엉덩이를 든다

욕조 테두리만으로 몸을 지탱하기 어려워 안심할 수 없을 때는 다른 목욕 의자나 안정감 있는 의자를 사용한다. 이때 받침대나 의자는 머리가 발보다 앞으로 나올 수 있도록 거리를 두고 놓는다. 받침대를 누르면서 엉덩이를 든다.

스스로 몸을 씻으면서 만족할 수 있다

간호인이 무심코 온몸을 씻어주려 하는 경우가 있는데, 혼자 힘으로 씻다 보면 간지러운 부분에도 손이 닿는다. 되도록 본인에게 맡겨 가능한 한 스스로 씻게 하는 것이 중요하다.

단, 때가 쌓여서 피부 트러블이 생기기 쉬운 엉덩이를 씻을 때는 도움이 필요하다. 먼저 본인에게 음부를 씻게 하고, 그 후 일어서게 해서 엉덩이, 허벅지 뒤쪽 등을 간호인이 씻어준다.

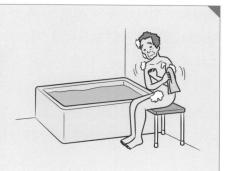

욕조에 들어갈 때의 케어법

1 목욕 의자에 앉아 다리부터 넣는다

손으로 욕조의 머리 쪽 테두리를 짚고 한쪽 다리부터 넣는다. 반신마비인 사람이라면 건강한 쪽 다리부터 넣는 것이 수월할 것이다.

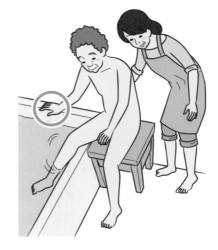

2 반대쪽 다리도 욕조에 넣는다

반대쪽 다리도 넣는다. 반신마비인 사람은 불편한 다리이기에 도움이 필요할 것이다. 등을 받쳐주면서 다리를 욕조로 옮겨 넣자.

건강한 다리로 불편한 다리를 걸어 들어 올리게 하지 마세요. 위험합니다! 입욕은 훈련이 아니랍니다.

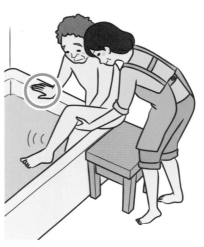

안전 손잡이나 목욕 의자를 '미는' 동작을 잊지 말자

몇 년 동안이나 기계욕으로 입욕한 반신마비 남성을 오랜만에 집에 있는 욕조에서 씻기려니 힘들었던 기억이 있습니다. 가족이 욕조 가까이에 설치해 놓은 안전 손잡이가 문제였습니다. 남성은 불안해서 안전 손잡이를 절대 놓으려 하지 않았습니다.

사람의 동작에서 올바른 것은 '당기기'가 아니라 '밀기'였습니다.(73쪽 참고) 안전 손잡이를 잡아당기니 균형을 잡지 못해 필사적으로 붙들고 늘어진 것입니다. 목욕 의자나 욕조 테두리를 밀어서 체중을 실으면 스스로 균형을 잡을 수 있기에 안심할 수 있습니다. 그 사실을 인지하고 나서야 남성은 기쁘게 욕조에 들어갈 수 있었습니다.

3 손의 위치를 바꾸고 엉덩이를 집어넣는다

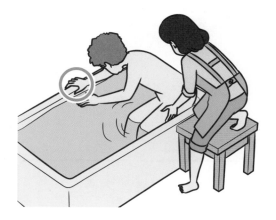

양발로 욕조 바닥을 디뎠는지 확인했다면 손을 욕조의 먼쪽 테두리로 이동시킨다. 간호인은 엉덩이를 양손으로 끼우듯 잡아 유도한다.

4 욕조에 들어간다

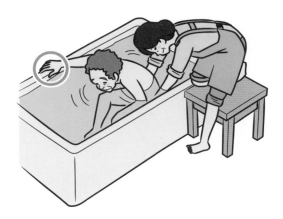

몸을 숙인 상태에서 엉덩이를 내린다. 물의 부력이 작용해 어렵지 않은 동작이다.

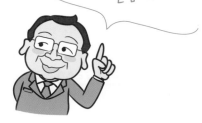

물의 적절한 온도는
본인의 취향에 따릅니다.
미지근한 물이 좋다면 미지근하게,
뜨끈한 것이 좋다면 뜨끈하게.
물론 몸 상태를 고려해야겠지만
말입니다...

5 안심하고 몸을 담근다

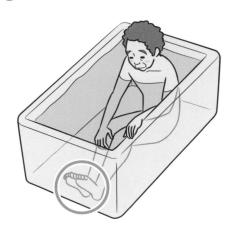

무릎을 살짝 펴서 발바닥이 욕조 벽에 붙으면 몸이 안정된 상태에서 입욕을 즐길 수 있다. 손이 자유롭기에 얼굴을 씻거나 몸의 이곳저곳을 문지를 수 있다. 이것이 기계욕으로는 할 수 없는 입욕의 즐거움이다.

어르신도 간호인도 편해지는
목욕 케어법 ❷

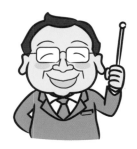

욕조에서 나오는 것도 부력을 사용하면 거뜬
욕조에서 나올 때는 부력을 이용하는 것이 핵심이다. 먼저 무릎을 굽혀 다리를 당긴다. 다음으로 욕조의 먼 쪽 테두리를 잡고 몸을 숙이면 엉덩이가 자연히 떨어진다. 자립법과 케어법도 이 방식을 이용한다.

▌욕조에서 나올 때 일어서는 동작

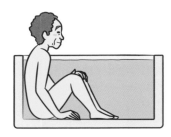 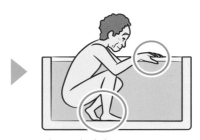 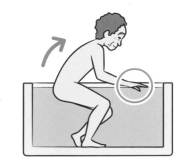

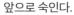

앞으로 숙인다.   부력을 이용해 일어선다.

'일어서기 동작의 3조건'으로 욕조에서 쉽게 나오는 요령

욕조에서 나오는 방법은 '바닥에서 일어서는 방법(84쪽 참고)'과는 다릅니다. 욕조 안에서는 몸의 방향을 틀지 못하기 때문입니다. 이것은 68쪽의 '의자에서 일어서기' 응용 편에 해당합니다. '일어서기 동작의 3조건'을 떠올려봅시다.

❶ 몸을 앞으로 숙인다 : 먼 쪽 테두리를 잡고 몸을 앞으로 숙인다.

❷ 발을 당긴다 : 의자에서 일어설 때는 양발을 당기는데, 욕조 안에서는 한쪽만 당기는 것이 더 편할 수도 있다.

❸ 몸에 맞는 의자·침대의 높이 : '의자에서 일어서기'의 동작과는 이 부분이 다르다. 욕조의 바닥에서 일어나는 동작인데, 부력을 이용하면 쉽게 일어설 수가 있다.

부력을 이용해 일어서는 방법

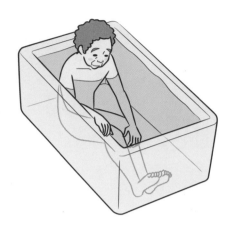

1 목욕을 천천히 하게 한다

목욕이나 배설 시 효율을 우선하여 빨리 끝내려고 하면 큰 잘못이다! 편안함과 만족감을 얻지 못하면 결국 욕구불만이 쌓여 효율은 오히려 더 떨어진다. 여유를 갖고 목욕을 하면 어르신의 마음이 채워져 잠도 잘 들고 간호인도 편해진다.

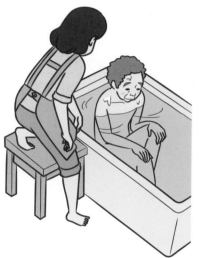

2 먼저 발을 당기게 한다

우리가 욕조 안에서 늘 그러듯이 무릎을 굽혀 발을 당긴다. 반신마비인 사람은 마비되지 않은 쪽 발을 당기면 된다. 마비가 없는 사람도 한 발은 뻗고 있는 편이 물속에서 균형을 잡기 쉽다.

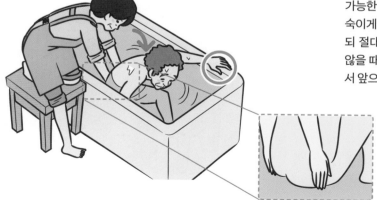

3 몸을 숙이게 한다

가능한 한 앞쪽의 욕조 테두리를 잡고 몸을 숙이게 한다. 간호인은 가볍게 등을 밀어주되 절대 위로 잡아당겨선 안 된다. 잘되지 않을 때는 엉덩이를 양손으로 끼우듯 잡아서 앞으로 살짝 밀어준다.

다음 쪽에 계속

엉덩이는 자연히 들린다

물속에서는 부력이 작용해 체중이 가벼워진다. 그래서 머리가 앞으로 나오면 앞뒤 균형이 잡히기에 엉덩이는 자연스레 들린다.

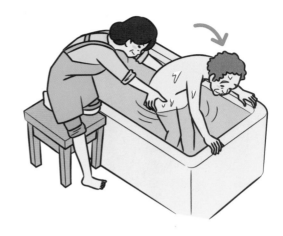

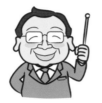

몸을 숙이면 힘이 없어도 엉덩이가 자연스레 들립니다.

엉덩이를 목욕 의자로 유도한다

엉덩이가 들리면 간호인은 엉덩이를 양손으로 잡아 목욕 의자로 유도하자. 어르신은 욕조의 테두리에 손을 짚고 체중을 싣는다.

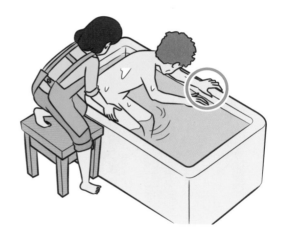

목욕 의자에 앉게 한다

몇 번에 나누어 목욕 의자에 깊숙이 앉는다. 이때도 머리를 앞으로 내밀어 숙인 자세를 취하는 것이 핵심이다.

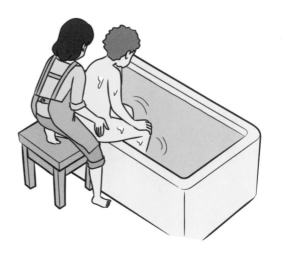

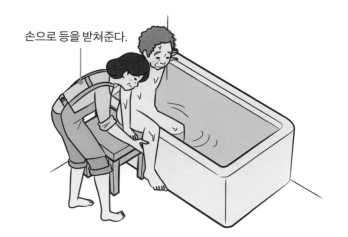

손으로 등을 받쳐준다.

7 한쪽 다리를 욕조에서 꺼낸다

반신마비인 사람은 불편한 쪽 다리를 먼저 꺼낸다. 몸의 균형이 불안정한 상태이기에 등을 손으로 받쳐 몸을 지탱해 주도록 하자.

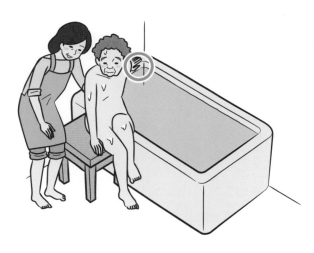

8 나머지 다리를 꺼낸다

반신마비인 사람이라도 건강한 쪽 다리라면 도움이 필요치 않을 것이다. 필요하다면 손으로 등을 받쳐주자. 손을 욕조의 가까운 쪽 테두리로 바꾸어 짚는다.

집에서 여유롭게 하는 목욕이
치매가 있는 사람에게 더 좋은 이유

'생활 습관을 중시하라'는 말은 어르신 간호의 원칙. 치매 어르신들에게는 특히 더 중요하다. 기계욕과 같이 생활 습관과 거리가 먼 목욕 방식은 어르신들에게 안정감을 주지 못하기 때문이다.

그런데 가정용 욕조에 들어가고 나오는 동작은 지금까지 해오던 움직임이기에 치매인 어르신도 무의식적으로 할 수 있다. 단, 목욕 의자에 앉아 몸을 씻는 것은 이제까지 해오던 습관이 아니기에 바닥에 철퍼덕 앉는

사람도 많다. 이때 바닥에서 일어서는 방법을 숙지하고 있으면 문제없을 것이다.(84쪽 참고)

또 손을 어떻게 해야 하는지 말로 설명하기보다 어르신의 손을 가져다가 욕조에서 짚을 곳으로 유도해 주면 이해할 수 있을 것이다.

목욕은 치매를 앓는 사람이 안정을 찾는 데 특효약이다. 입욕을 즐기는 시간이 될 수 있도록 배려하자.

어르신도 간호인도 편해지는 목욕 케어법 ❸

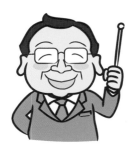

부모 자녀 간 또는 부부라면 함께 목욕하는 것도 방법
어르신과 간호인이 부자 또는 모녀이거나 부부일 경우 둘이 함께 목욕하는 것도 좋은 방법이다. 간호인의 무릎 위에 어르신을 앉게 하면 욕조에 들어가고 나올 때도 부력이 작용해 많이 힘이 필요하지 않는다.

스킨십 효과는 절대적! 간호인의 부담도 줄고 절약 효과도

오랜 시간 반복해 온 목욕 습관에 맞춰 케어를 하는 것으로, 힘에 의지하지 않아 간호인의 부담도 줄어듭니다.

그런데도 쉽지 않은 것이 목욕 케어입니다. 뜨겁고 습한 욕실 안에 있는 것 자체로도 지치는 일이기에 어르신의 목욕 케어를 끝내고 이제 내가 씻을 차례라고 생각하면 녹초가 되어 목욕을 시작할 엄두가 안 날 것입니다.

그래서 생각해 낸 것이 어르신을 돌보며 동시에 간호인도 함께 목욕하는 방법입니다. 부부나 동성의 부모 자녀 간이라면 꼭 시도해 보기 바랍니다.

욕조에 들어가고 나오는 동작은 간호인의 무릎 위에 어르신을 앉힌 상태에서 합니다. 간호인 자신의 몸이 의자와 리프트 역할을 한다고 생각하면 됩니다. 사람을 한 명 태우고 몸을 일으키려면 어려울 것 같지만, 물의 부력을 이용하면 쉽게 움직일 수 있습니다.

둘이 함께 입욕하려면 욕실도 욕조도 너무 좁지 않은 적당한 크기가 필요합니다. 하지만 케어에 걸리는 수고도 줄고 시간과 물도 절약이 됩니다. 무엇보다 스킨십 효과가 매우 좋습니다. 목욕을 하면서 더 친밀감을 전할 수 있으므로 시도해 보면 좋겠습니다.

욕조에 함께 들어가는 방법

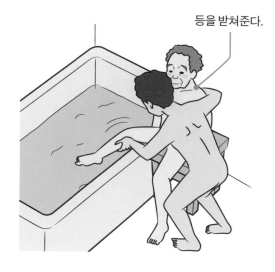

등을 받쳐준다.

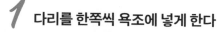

1 다리를 한쪽씩 욕조에 넣게 한다

안정감 있는 목욕 의자에 앉아 다리를 한쪽씩 욕조에 넣게 한다. 다리를 넘길 때는 뒤로 쓰러지지 않도록 등을 받쳐준다.

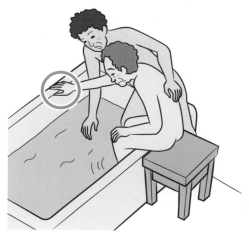

2 간호인도 욕조에 들어간다

어르신이 욕조 바닥에 발을 디디면 간호인도 뒤쪽으로 욕조에 들어간다.

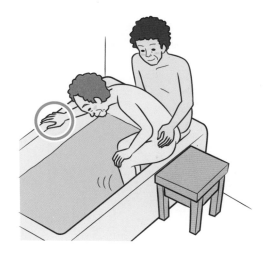

3 목욕 의자에서 엉덩이를 이동시킨다

어르신의 손을 욕조의 먼 쪽 테두리에 얹게 하고 엉덩이를 앞으로 이동시킨다.

다음 쪽에 계속

4 엉덩이를 간호인 무릎 위에 앉힌다

엉거주춤해진 간호인의 양 무릎 위에 어르신을
앉힌다. 몸의 무게는 물속이라 부력 때문에 거의
느껴지지 않는다.

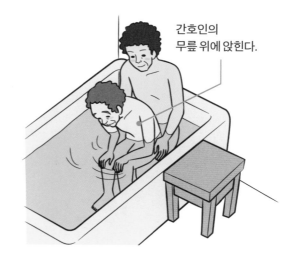

간호인의
무릎 위에 앉힌다.

5 무릎을 굽혀 욕조에 들어간다

간호인은 양 무릎을 굽혀 욕조 안에 꿇어앉는다.
둘 다 안정된 자세이기에 안심하고 입욕을 즐길
수 있다.

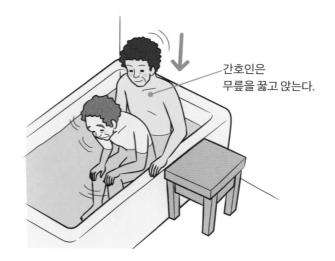

간호인은
무릎을 꿇고 앉는다.

6 천천히 목욕한다

깊이가 있는 욕조라도 어깨까지는 잠기지 않을
수 있다. 이때 온수를 퍼서 끼얹어주자.

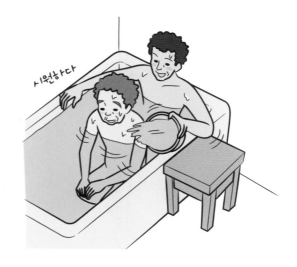

시원하다

함께 욕조에서 나오는 방법

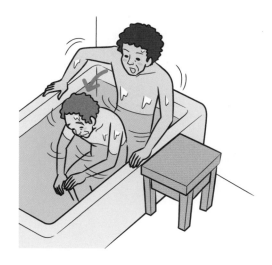

1 간호인의 무릎 위에 잘 앉힌다

몸을 조금 숙이게 하고 엉덩이를 간호인 쪽으로
당겨 무릎 위에 깊숙이 앉힌다.

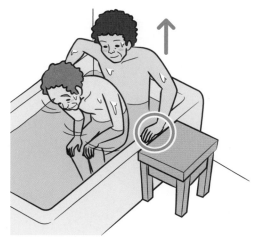

2 무릎을 펴고 욕조에서 몸을 뺀다

간호인은 양손으로 욕조 테두리를 밀면서 무릎을
펴서 욕조에서 몸을 일으킨다.

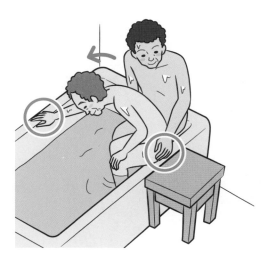

3 엉덩이를 목욕 의자로 옮겨 앉힌다

어르신의 엉덩이를 양손으로 잡아 목욕 의자로
옮겨 앉힌다. 어르신이 욕조 테두리를 손으로 짚
고 몸을 앞으로 숙이면 쉽게 이동할 수 있다.

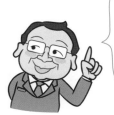

따뜻한 물 속에서 스킨십을 하면
매우 편안한 시간이 됩니다.
가족 케어이기에 만끽할 수 있는
근사한 시간이지요.

다음 쪽에 계속

4 한쪽 다리를 욕조에서 꺼낸다

어르신의 몸이 뒤로 쓰러지지 않도록 한 손으로
등을 받쳐주어야 한다.

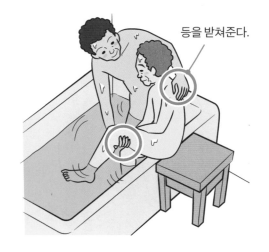

등을 받쳐준다.

5 나머지 다리를 꺼낸다

등을 받친 상태에서 다른 쪽 다리도 꺼낸다. 건강
한 쪽 다리라면 자력으로 가능할 수도 있다.

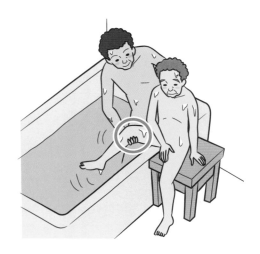

6 간호인도 욕조에서 나온다

목욕 의자에 안정감 있게 앉아 있는 것을 확인한
뒤 간호인도 욕조에서 나온다.

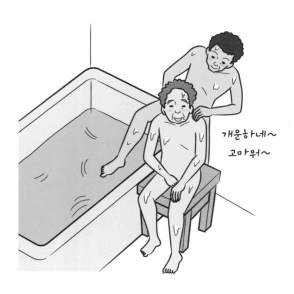

개운하네~
고마워~

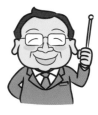

치매에 걸리면 자신만 옷을 벗어야
하는 것을 이해하지 못하거나
그 밖의 이유로 목욕을 거부하는 경우가
있습니다. 그래서 함께 목욕하는
방법은 치매 어르신의 간병 케어에도
효과가 있답니다.

'지속 가능한 케어'를 위해서는 친구를 만들어야

상호적인 관계를 만든다

육아와 달리 간호는 언제까지 지속될지 알 수가 없습니다. 더욱이 노화는 점점 더 진행되어 케어 양 또한 갈수록 많아집니다. '지속 가능한 케어'를 해야 하는 이유입니다. 졸저에 《관계장애론》이라는 책이 있습니다. 이것은 빈곤한 인간관계, 특히 일방적인 인간관계가 지속되면 여러 가지 문제가 나타난다는 것을 지적한 책입니다. 주는 사람, 받는 사람이라는 일방적인 관계성만 존재하는 간병 케어가 그 전형이라 할 수 있습니다. 치매에서 나타나는 도벽이나 망상, 질투망상 따위의 문제 행동도 일방적인 인간관계가 원인일 수 있습니다.

그렇다면 어떻게 해야 할까요? 빈곤한 관계는 '풍요로운 관계'로, 일방적인 관계는 '상호적인 관계'로 바꿔나가야 합니다. 즉 친구가 많으면 좋습니다.

간호가 필요한 어르신의 친구는 누구일까요? 바로 비슷한 케어를 받는 사람입니다. 주야간 데이케어센터나 단기보호시설도 상호적이며 풍요로운 관계를 만드는 장이 되어야 합니다.

간호인에게도 친구가 필요

물론 간병·간호에 종사하는 당신에게도 친구가 필요합니다. 상담할 수 있는 사람이 있나요? 만일 현재 친구나 상담할 사람이 없다면 자치단체의 상담 창구나 지역포괄지원센터에 방문해 보기를 권합니다. 같은 고민을 가진 사람들로 구성된 그룹도 소개해 주고 상담도 해줍니다. 혼자서만 끌어안고 있지 마세요. 그래야 '지속 가능한 케어'로 이어질 수 있습니다.

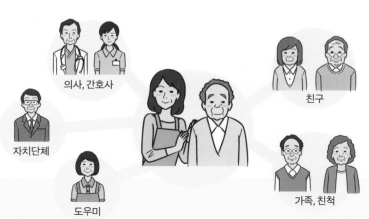

의사, 간호사

친구

자치단체

도우미

가족, 친척

옮긴이 **장은정**

한국방송통신대학교 일본학과를 졸업하고 한국외국어대학교 국제지역대학원에서 국제지역학석사(일본 사회·문화 전공)를 취득했다. 현재 번역 에이전시 엔터스코리아 출판기획 및 일본어 전문 번역가로 활동하고 있다.

주요 역서로는 《동양의학 치료 교과서》《집에서 할 수 있는 확실한 응급처치법》《인체 해부도감》《인체 영양학 교과서》《인체 면역학 교과서》《인체 생리학 교과서》《수면 투자》《눈의 질병을 찾아내는 책》《혈관 내장 구조 교과서》《뼈 관절 구조 교과서》《뇌 신경 구조 교과서》등이 있다.

부모님이 나이 들고 아플 때 간병·간호하는 책
안전하고 편안하게 모시는 가족 돌봄 안내서

1판 1쇄 펴낸 날 2024년 12월 10일

지은이 미요시 하루키
옮긴이 장은정
주간 안채원
편집 윤대호, 채선희, 윤성하, 장서진
디자인 김수인, 이예은
마케팅 함정윤, 김희진

펴낸이 박윤태
펴낸곳 보누스
등록 2001년 8월 17일 제313-2002-179호
주소 서울시 마포구 동교로12안길 31 보누스 4층
전화 02-333-3114
팩스 02-3143-3254
이메일 bonus@bonusbook.co.kr

ISBN 978-89-6494-724-1 03510

• 책값은 뒤표지에 있습니다.

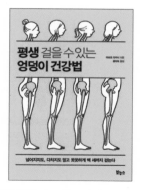

평생 걸을 수 있는 엉덩이 건강법

마쓰오 다카시 지음 | 황미숙 옮김 | 200면

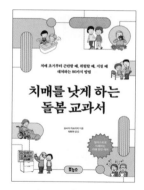

치매를 낮게 하는 돌봄 교과서

요시다 가쓰아키 지음 | 136면

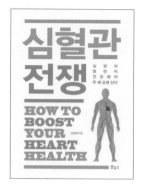

심혈관 전쟁

김홍배 지음 | 288면

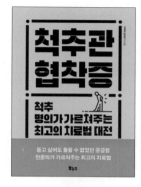

척추관 협착증

기쿠치 신이치 외 지음 | 232면

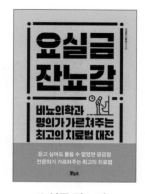

요실금 잔뇨감

다카하시 사토루 외 지음 | 232면

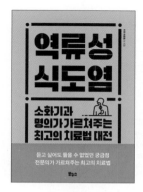

역류성 식도염

미와 히로토 외 지음 | 208면

인체 의학 도감 시리즈
MENS SANA IN CORPORE SANO

아픈 부위를 해부학적으로
알고 싶을 때 찾아보는
인체 의학 도감 시리즈

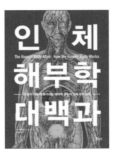

인체 해부학 대백과
켄 에슈웰 지음 | 232면

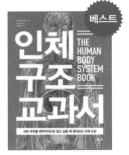

인체 구조 교과서
다케우치 슈지 지음 | 208면

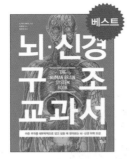

뇌·신경 구조 교과서
노가미 하루오 지음 | 200면

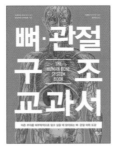

뼈·관절 구조 교과서
마쓰무라 다카히로 지음 | 204면

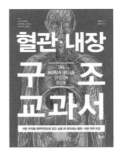

혈관·내장 구조 교과서
노가미 하루오 외 지음 | 220면

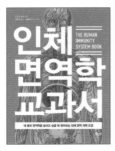

인체 면역학 교과서
스즈키 류지 지음 | 240면

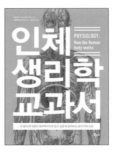

인체 생리학 교과서
이시카와 다카시 감수 | 244면

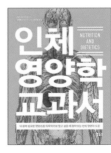

인체 영양학 교과서
가와시마 유키코 감수 | 256면

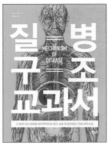

질병 구조 교과서
나라 노부오 감수 | 208면

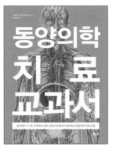

동양의학 치료 교과서
센토 세이시로 감수 | 264면

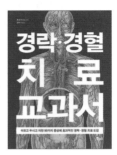

경락·경혈 치료 교과서
후세 마사오 감수 | 224면